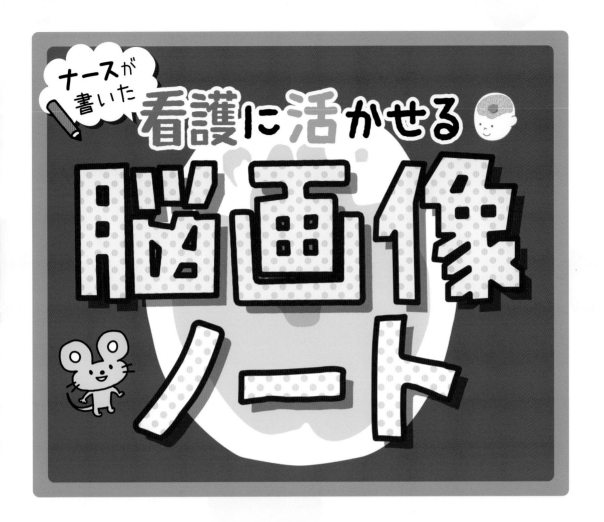

ナースが書いた

看護に活かせる

脳画像ノート

著

久松正樹

医学監修

上山憲司

前田理名

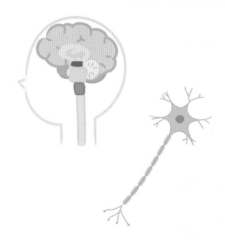

照林社

は じ め に

　「画像は見てみた？」。それが私の口癖です。病棟の仲間は「小うるさい」と感じているかもしれませんが、最近はみんなパソコンをポチっとして、積極的に画像を見ています。マウスを操作しながら患者さんの脳の画像を見ていると、きまって1人、2人と手を止めてパソコンの前に集まってきます。

　私はいま、長く務めたICUやSCUでの経験を活かし、回復期リハビリテーション病棟で勤務しています。回復期病棟の役割は、患者さんのニーズを把握し、住み慣れた自宅に帰ってもらうことです。

　画像を見ていると、患者さんのイメージが浮かんできます。搬送されてきたときの患者さん、今の患者さん、将来の患者さん…。ベッドサイドで実際の患者さんから得られる情報はとても貴重です。しかし、入院してリハビリテーションを受ける期間は決められています。その中で「どんな治療を受けて今に至るのか？」「今後の生活はどうなるのか？」を考え、私たちは、看護を実践していかなければなりません。そんなとき、「脳画像」はとても重要です。多くの場合、診断や治療の判断として使われている脳画像も、「見方」によっては、患者さんの将来を予測するアセスメントツールの1つとなります。

　私の願いは、わからなくてもとにかく「脳画像」を見てもらうことです。しかし、わからないまま見ても結局は面倒になり、必要性を感じなくなってしまいます。そこで、この本では脳画像を見る超基本から学んでいきます。

　コツは臨床で必要な画像をピックアップすること。そのために特徴となるシンボルを探します。次は画像を見ながら、脳の構造を学んでいきます。脳って本当に難しいですよね…。でも、少し表現を変えたり、簡単なイラストにしてみると、理解がぐんと進みます。一緒に勉強していきましょう！　その次は、ちょっとだけまわり道をして画像のしくみを考えます。しくみといっても私自身詳しい説明はできません。でも、なぜMRIは大きな磁石と呼ばれるのか、興味はありませんか？　そんな素朴な疑問に答えていきます。最後は学んだことを症例に当てはめてみましょう。「あのときの患者さんはこれだったんだ！」と気づけるはずです。きっとこの本を読んだ後は、画像の見方が変わっていると思いますよ。

　ぜひ画像を見ながら、同僚や先輩、後輩たちと話してみてください。「入院してきたときはホント大変だったんだね」「だからこんな症状があるのか」「もっとこんなことができるはず！」「これってどこまで良くなるのかな？」。画像を活用して、看護の可能性をもっともっと広げていきましょう。

　　2020年10月

　　　　　　　　　　　　　　　　　　　　　　　　　　久松正樹

CONTENTS

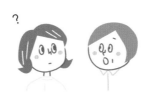

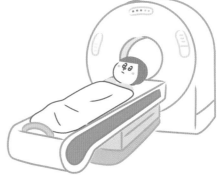

装丁：熊アート　本文デザイン・イラスト・DTP製作：熊アート

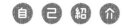

久松正樹 Masaki Hisamatsu

社会医療法人医仁会 中村記念南病院
回復期リハビリテーション病棟 師長／脳卒中リハビリテーション看護認定看護師

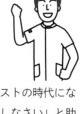

根っからの道産子です！さまざまなセミナーを通じて脳神経看護の楽しさを伝えるべく、病院の協力を得ながら全国各地を回っています。

小学2年生	テレビ番組「白衣の天使24時」で特集されていた「男性看護師」（当時は「看護士」でした）に興味をもつ。以来一度もブレることなく看護師になることを志す。
1999年3月	浦河赤十字看護専門学校 卒業
1999年4月	浦河赤十字病院急性期内科病棟 勤務
2002年3月	救急看護に興味をもちはじめる。師長に「これからはスペシャリストの時代になる。何か1つを極める技術を身につけることができる病院に就職しなさい」と助言をいただく。
2002年4月	社会医療法人医仁会 中村記念病院ICU・SCU 勤務
	脳神経外科で有名な中村記念病院に入職。診療本部長である上山憲司医師と出会う。上山先生主催の勉強会を通じて、脳卒中の病態や治療だけではなく、面白く学習する方法を学ぶ（勝手に脳卒中の師匠と思っている）。
2003年	北海道救急＆集中看護研究会（HEIN）に参加。道内の超有名病院の看護師たちと出会い、刺激を受ける。脳神経外科で働いていることで脳に関する質問をよく受け、自分の知識も徐々に深まっていく。
2007年7月	同病院急性期病棟・SCU病棟 主任
	脳神経に関する多くの症例を経験、セミナー講師などを依頼される。人にどのように伝えると心に響くのか？ということに興味をもち始める。
2011年4月	大阪府看護協会 脳卒中リハビリテーション看護認定看護師教育課程 入学
	認定課程では全国の多くの仲間と出会い、さまざまな影響を受ける。
2012年	脳卒中リハビリテーション看護認定看護師資格取得
2014年8月	社会医療法人医仁会 中村記念病院回復期リハビリテーション病棟 主任
	回復期リハビリテーション病棟の新規立ち上げで、病棟づくりにかかわる。
2016年4月	同病院回復期リハビリテーション病棟 師長
	リハビリテーション科の前田理名医師とリハビリテーションに関するディスカッションを頻繁に行い、将来の病棟像などを語り関係性を深める。
2019年4月より	社会医療法人医仁会 中村記念南病院回復期リハビリテーション病棟 師長

医学監修

上山憲司 Kenji Kamiyama
社会医療法人医仁会 中村記念病院
脳神経外科 診療本部長／脳卒中センター長

前田理名 Masana Maeda
社会医療法人医仁会 中村記念病院
リハビリテーション科

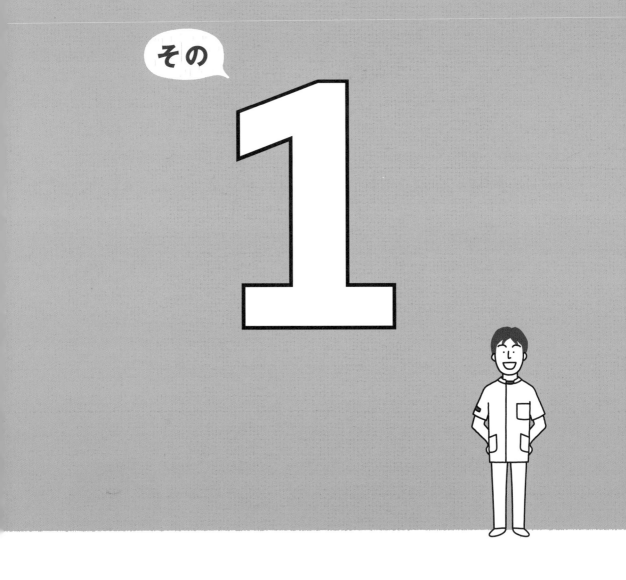

その

1

基本となる脳画像

脳画像をただ眺めていても、何もわかりません。1枚1枚の脳画像を覚えようとしてもダメです。ここでは臨床で必要な脳画像を厳選して学習します。ポイントは画像に隠れているシンボルを探すこと！　そして、錐体路を追っていくこと！　これが脳画像を学習する第一歩です！

1 脳画像を学ぶ前に

そもそも、ナースも画像を見られたほうがいいの？

　簡単にいうと、「引き出しはいっぱいあったほうがいいから、絶対に見られたほうがいい！」がその答えです。引き出しというのは「アセスメントの引き出し」です。

　聴診や打診、視診などで情報を集めて系統的に身体に現れている問題を査定することをフィジカルアセスメントといいます。しかし、頭蓋内の状態を知ろうとした場合、聴診器を使っても何も聞こえません。打診をしても、頭蓋内のことを知ることはできません。これらの方法では、頭蓋内の「脳」についての情報を集めることはきわめて難しいでしょう。

　だから私たち脳神経領域の看護師は、これまで意識レベルや麻痺の有無、眼球運動などの神経学的所見を学び、実践することによって頭の中で起きていることをアセスメントしてきました。

　そこに「画像」という引き出しを加えてみる。すると「だから○○なんだ！」「どうりで○○な症状があるのか！」と、曖昧だった部分に対して少しだけ自信をもつことができます。

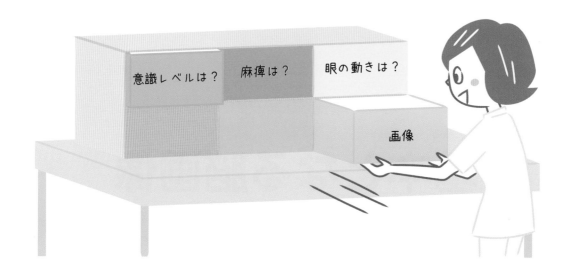

画像をケアする根拠や症状の把握に使ってみる

　画像を見て診断するのは、医師の役割です。しかし、医師だって画像だけで診断しているわけではありません。血液データや患者さんの訴え、現れている症状などから、患者さんを多角的にとらえて診断しています。あくまでも画像は診断を行ううえでの道具の1つでしかありません。

　看護師も同じです。**画像を見て「観察」の根拠とする。**今目の前で起こっている出来事や症状を、画像を見て評価するのです。

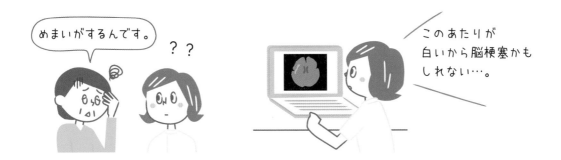

　例えば瞳孔所見では、1時間おきに対光反射を見ることで「うっかり忘れた」ということは少なくなるかもしれません。1時間おきに対光反射を見ることは学生さんもできるはずです。では、なぜ1時間おきに対光反射を見なければならないのでしょうか？　その根拠を伝えるとき、画像はとても役に立ちます。

「脳画像は難しい…」と感じるのはなぜ？

　そういう私自身、今でも脳画像は難しいと思っています。なぜ難しいと思うのでしょうか？　それは、しっかりと教えてくれる人がいないからです。学生時代、教員の教え方ひとつで理解度はまったく異なり、興味のもち方も全然違いましたよね。

　振り返ってみると、血液データの見方は学習しました。何が正常で、異常だったら何が考えられるか？　これはしっかりと教えてくれる人がいました。しかし、画像はどうでしょうか？　CTやMRIの特徴は教わったかもしれませんが、その読み方や、どのように看護に活かしていくかまで教わった人は、多くないはずです。

　そこでまずは、脳画像を見るためのちょっとしたコツをお伝えします。

2 脳画像を見るコツを おさえよう

脳画像を見るときは錐体路を追え！

　脳画像を学習するなら「何のために脳画像を見るのか」を明確にしておくとよいでしょう。私のおすすめは、錐体路を追うことです。画像だけを学習するより、錐体路を追いながら画像を学習すると、脳の構造もよくわかります。

　錐体路は運動を伝えるための専用道路です。そして、この専用道路を「電気」が走っています。

〈正面から見た脳と錐体路のイメージ〉

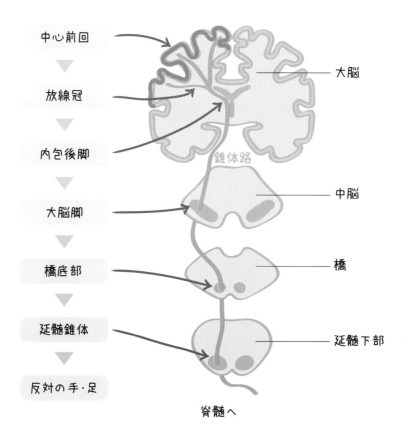

中心前回
▼
放線冠
▼
内包後脚
▼
大脳脚
▼
橋底部
▼
延髄錐体
▼
反対の手・足

大脳

錐体路

中脳

橋

延髄下部

脊髄へ

この錐体路は、**皮質脊髄路**ともいわれます。皮質とは**大脳皮質**のことです。大脳皮質から出発する神経線維が脊髄を通って下行することから、このように呼ばれています。

錐体路が途中で障害を受けると、**麻痺**が生じます。専用道路に流れる「電気」が遮断されることによって刺激が伝わらなくなるのがその理由です。

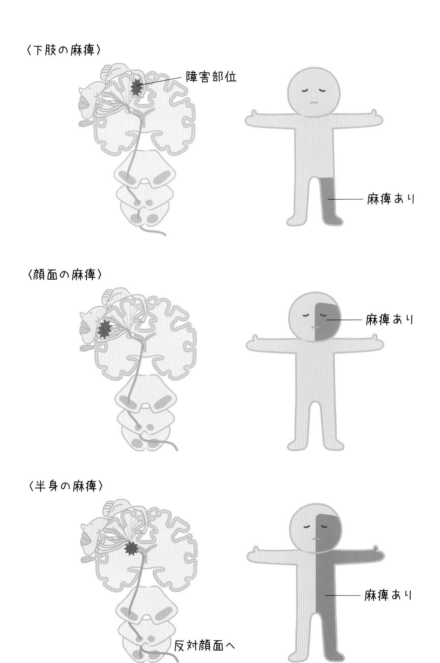

〈下肢の麻痺〉

障害部位

麻痺あり

〈顔面の麻痺〉

麻痺あり

〈半身の麻痺〉

反対顔面へ

反対手足へ

麻痺あり

錐体路については、p.12で詳しく説明します。

画像から特徴的なシンボルを探そう

　脳のCT画像は、一般的に25枚程度の基本画像があります。ここにずらっと載せてみます。

〈基本となるCT画像〉

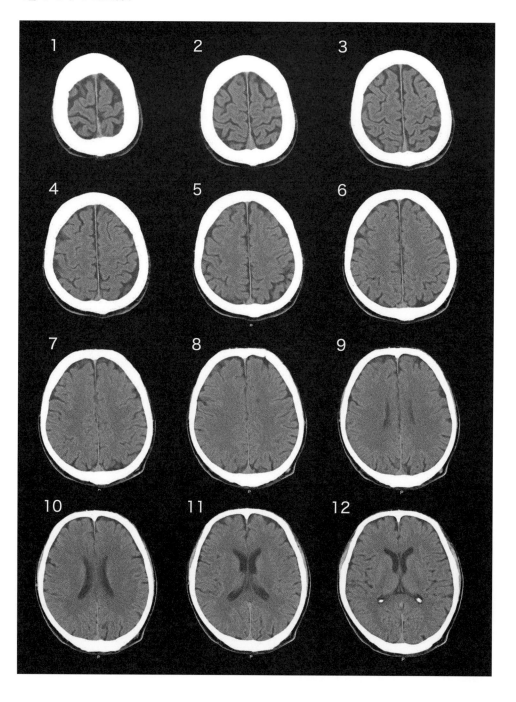

これらの画像すべてを覚える必要はありません。ずーっと見ていると、特徴的な6つの
シンボルが見えてきます。ヒントは、以下の❶〜❻です。

❶ シワ　❷ ハの字　❸ Yの字　❹ ネズミ　❺ てるてる坊主　❻ ハート

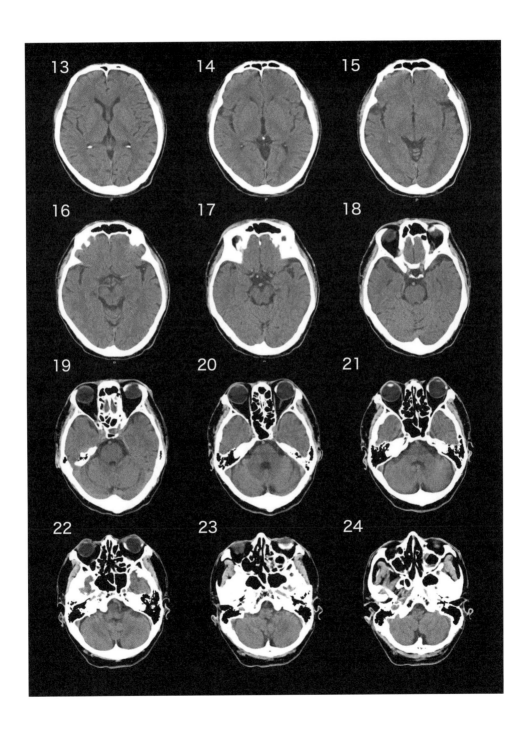

3 おさえておきたい 6つの画像

脳画像を上から順番に
見ていくと…
6つのシンボルが
見えてきます。

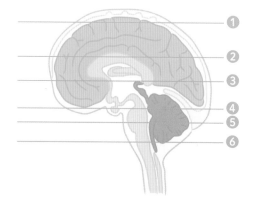

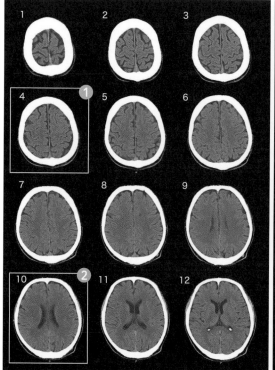

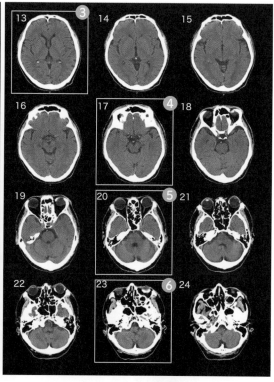

脳画像は覚えるというより、
そのシンボルを探すことがポイントです。
詳しくみていきましょう！

❶ **しわ** が見えたら、
中心溝→p.10

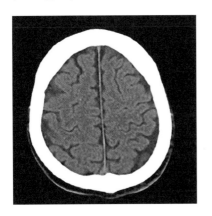

❷ **ハの字** が見えたら、
側脳室の天井→p.14

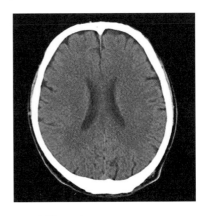

❸ **Yの字** が見えたら、
大脳基底核と視床→p.18

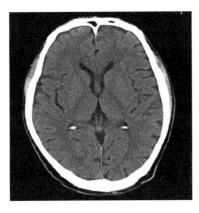

❹ **ネズミ** が見えたら、
中脳→p.26

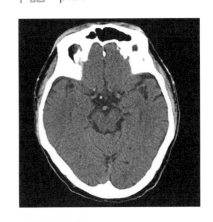

❺ **てるてる坊主** が見えたら、
橋と小脳→p.30

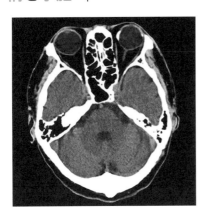

❻ **逆ハート** が見えたら、
延髄→p.36

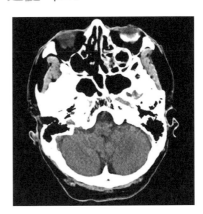

❶ しわ が見えたら、中心溝

　脳画像を上から順番に見てきて、しわが全体的に見えたら、そこでは中心溝（ちゅうしんこう）を見つけることができます。中心溝は、**脳のほぼまんなかを縦に走っている深い溝（みぞ）**です。この溝によって前頭葉と頭頂葉が分けられています。

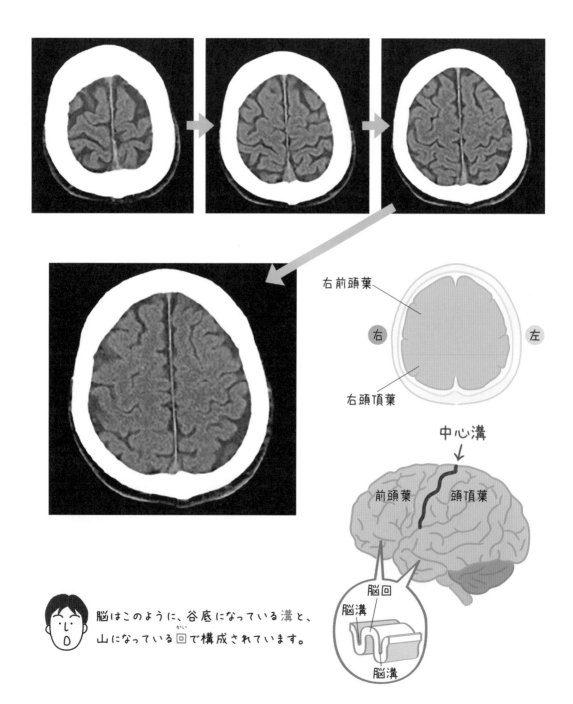

右前頭葉

右

左

右頭頂葉

中心溝

前頭葉　頭頂葉

脳回

脳溝

脳溝

　脳はこのように、谷底になっている溝と、
山になっている回（かい）で構成されています。

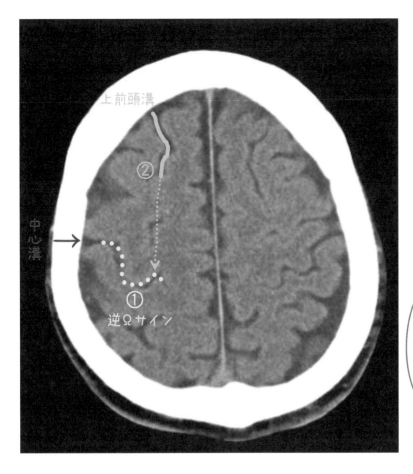

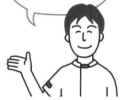

実際の画像と比較しやすいように、向かって左（右脳）だけにガイド線を書いておきます。

🌀 「逆Ωサイン」が中心溝

　中心溝は、しわの中から「逆Ωサイン」を探します。Ωが逆になっているので、ひらがなの「ひ」という字になります。左の画像にも、①にひらがなの「ひ」という字に似たかたちが見えます。そこが中心溝です。

🌀 唯一「縦」に走っている溝が上前頭溝

　逆Ωサインを見つけるのに困ったら、「縦」に走っている溝を探してみてください。この画像でいうと②の溝です。この縦の溝は上前頭溝といいます。

　その延長線上にある②の点線部を追っていくとやがて「逆Ωサイン」である、ひらがなの「ひ」に当たります。

🧠 中心溝がわかると、中心前回と中心後回がわかる

　中心溝を見つけることはできたでしょうか？　中心溝がわかると**中心前回**と**中心後回**がわかります。p.4でも説明したように、**中心前回は錐体路のスタート地点**です。錐体路は運動を伝えるための専用道路でしたから、中心前回は運動を伝えるためのスタート地点といえます。逆に**中心後回は感覚野**ともいわれ、感覚を感じるためのゴール地点です。

🧠 運動野と感覚野は、左右にある！

　下の図は、脳関連の書籍を読んでいるみなさんは知っているでしょう。ペンフィールドマップです。脳外科医であったペンフィールド氏が、脳細胞に電気刺激を送ることによって脳が分業されていることを発見しました。

〈教科書で見るペンフィールドマップ〉

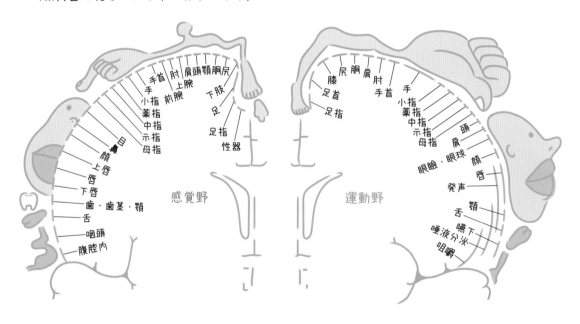

　この図は教科書でよくみるペンフィールドマップですが、向かって右側に運動野、左側に感覚野があるため、脳神経をこれから学ぶ人は混乱するかもしれません。決して**脳の右側に運動野、左側に感覚野があるわけではないため、注意しましょう**。運動野と感覚野は左右の脳にあります。

こちらの図を参照してもらうと、もう少し理解が進むでしょう。

〈運動野・感覚野を左右の脳に記したペンフィールドマップ〉

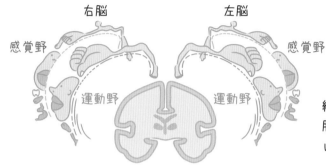

繊細に動かすことができる**手**は、脳の中でも多くの面積を占めているのがわかります。

脳画像とペンフィールドマップの関係

画像の中に「逆Ωサイン」を探せたら、そこでは**中心前回**と**中心後回**を見つけることができます。そこにペンフィールドマップを重ねてみましょう。

完全ではないと思いますが、画像で見るとこのようになるはずです。中心前回（①）は錐体路のスタート地点で、中心後回（②）は感覚野です。

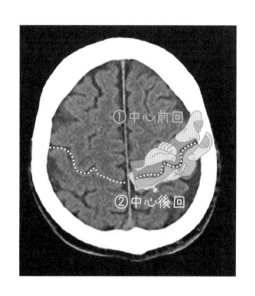

逆Ωサインのくぼみは「手」

逆Ωサインでひらがなの「ひ」に見えるくぼみは、ペンフィールドマップの手の部分です。このくぼみを中心としてその前後に、**体幹や足、顔面の運動を担当する神経線維のスタート地点がある**と考えます。

手はとても繊細な動きをします。繊細な動きをするためか、脳が発達してほかの部分よりも若干厚くなっています。

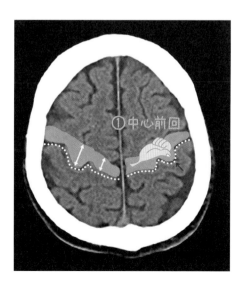

❷ ハの字 が見えたら、側脳室の天井

脳の画像を上から順番に見てきて、脳の中に「ハ」の字が見えたら、そこは側脳室の天井です。

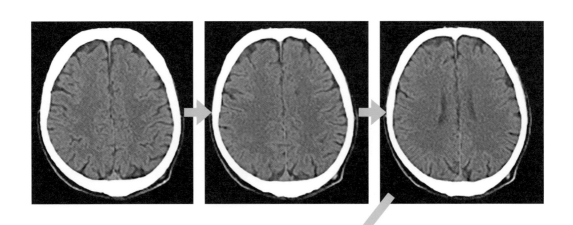

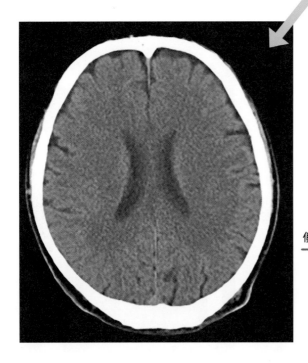

〈ハの字＝側脳室の天井〉

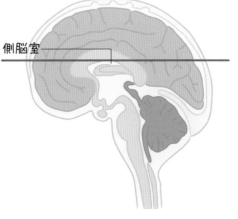

側脳室

ハの字の横には放線冠

ハの字を探すことができたら、放線冠がわかります。**放線冠はハの字に見える側脳室の真横にあります**（①）。「放線冠の位置はここ！」と断定できるポイントはありませんが、ハの字の横にあると考えてください。

放線冠は神経線維が束になるところ

放線冠は、錐体路のスタート地点である中心前回から下行する神経線維が束になるところです（→p.4）。放線冠からの神経線維は1本のように見えますが、その断面を見てみると、顔面部分から下行している神経線維、手の部分から下行する神経線維というように、いくつかに分かれています。

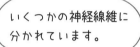

いくつかの神経線維に分かれています。

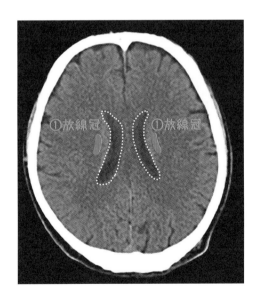

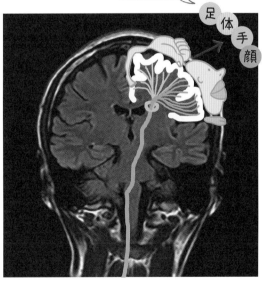

ここで再度p.5を見ると、より麻痺の理解が深まります。中心前回（脳の表面）から出発する神経線維は無数ですが、放線冠で1つのまとまりとなります。放線冠までの障害であれば、その神経線維が遮断されているところだけに麻痺が生じます。一方で放線冠から下部分は無数の神経線維が密集しているので、例えば小さな障害で小さく遮断されていても、大きな麻痺（範囲が広い）となってしまいます。

🔵 側脳室は髄液を産生する循環経路

　ハの字に見える部分は側脳室の天井です。冠状断（正面から見た画像）では、以下のような部分で輪切りにしています。

ハの字レベル
スライス

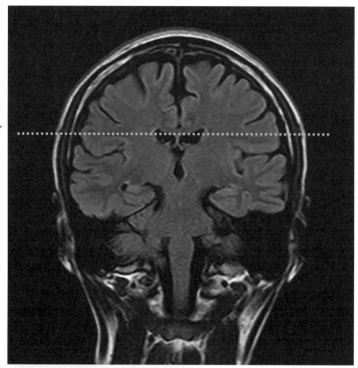

拡
大

ハの字レベル
スライス

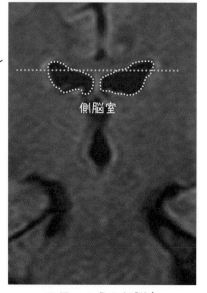

側脳室

正面から見た側脳室

　側脳室は脳内にある大きな部屋で、脳室内にある脈絡叢（みゃくらくそう）という場所で髄液が産生されています。髄液の循環経路を追っていきましょう。

〈髄液の循環経路〉

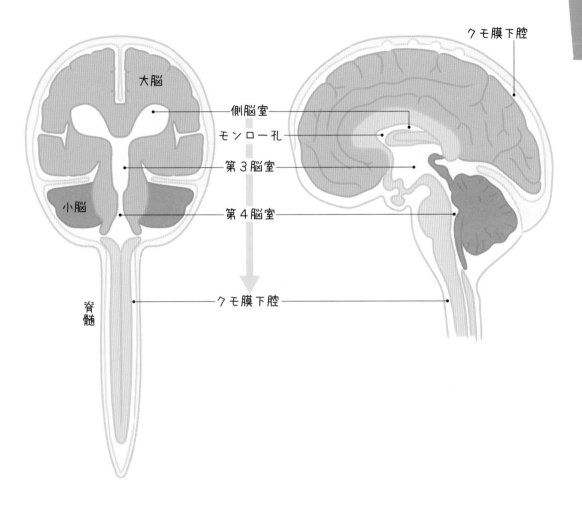

　この位置関係を理解できると、水頭症（すいとうしょう）の予測に役立ちます。水頭症は頭蓋内に脳脊髄液が溜まり、脳室が通常以上に大きくなってしまう病態です。この髄液が脳を圧迫することで、脳機能に影響を及ぼします。

　脳出血や脳梗塞により急激な水頭症となると、緊急的に脳室ドレナージの適応となったりします。そのため、**水頭症の徴候を早期に発見し、準備を行うこと**が、急性期を担当する看護師にとって重要なケアのポイントとなります。

❸ Yの字　が見えたら、大脳基底核と視床

　脳の画像を上から順番に見てきて、脳の中にアルファベットの「Y」が見えたら、そこでは、大脳基底核と視床がわかります。

　大脳基底核には「尾状核」「被殻」「淡蒼球」「視床下核」「黒質」があり、ここでは、尾状核（→p.19）、被殻（→p.22）、淡蒼球（→p.22）に焦点を当てます。

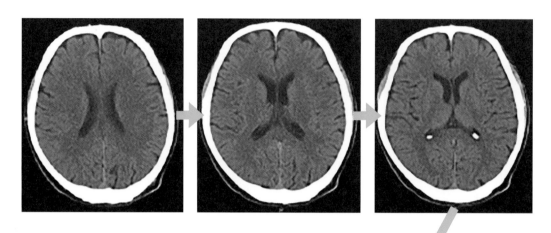

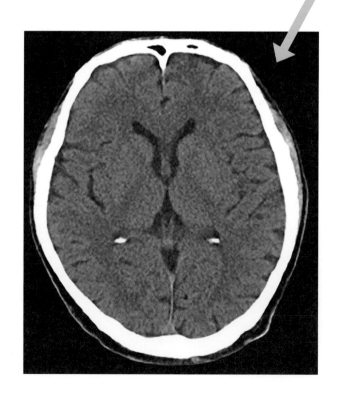

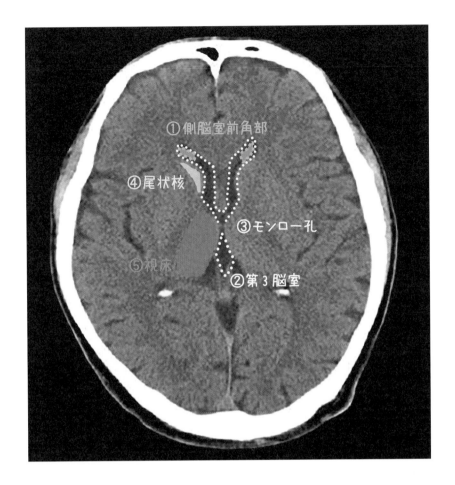

Yの字の上の部分は側脳室前角部（①）です。Yの字の下の部分はモンロー孔（③）、脳画像の中心部分は第3脳室（②）になります。水頭症を予測するためには、この前角部からモンロー孔にかけて、自分の目で確かめられるようになることが重要です。
前角部のすぐ横に見える部分が尾状核（④）です。その下、内側寄りのところには視床（⑤）があります。

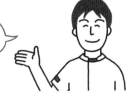

まずは、ここまでをしっかり覚えましょう！

🌀 左右にある２つのYは、シルビウス裂

　Yの字が見えたら、もう２つ、Yの字を探してみましょう。１つ目のYの字は、側脳室前角部でしたが、左右にあるもう２つのYは、**シルビウス裂**です。シルビウス裂は前頭葉、頭頂葉と側頭葉を分けています。

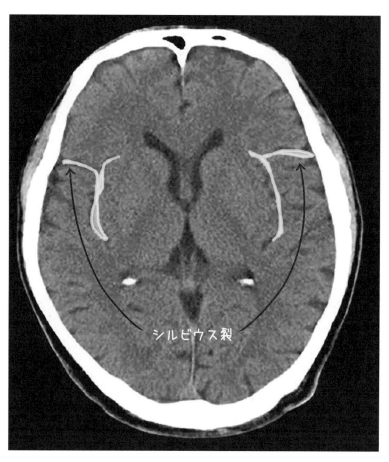

シルビウス裂

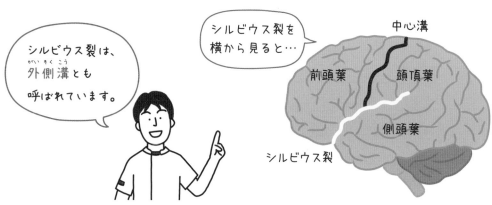

シルビウス裂は、外側溝とも呼ばれています。

シルビウス裂を横から見ると…

中心溝

前頭葉　頭頂葉

側頭葉

シルビウス裂

🧠 シルビウス裂の奥には、島皮質

シルビウス裂の奥に見えるのは、島皮質（とうひしつ）です。冠状断（頭を縦に切った画像）で見ると、赤色に示している部分がその島皮質となります。

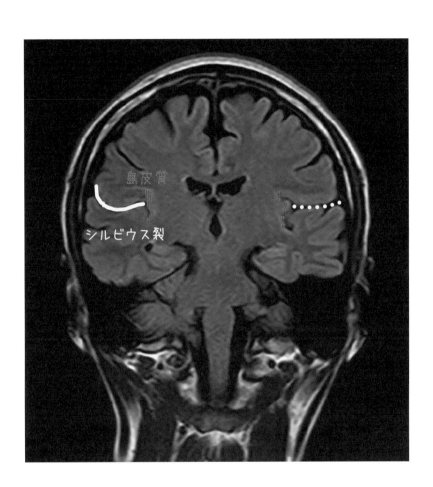

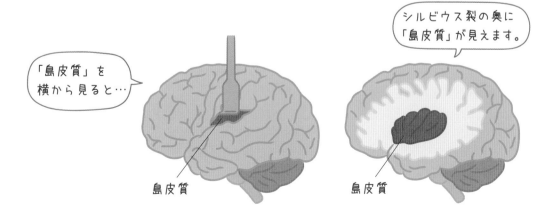

🄐 シルビウス裂の外側には、被殻と淡蒼球

　尾状核と視床を見つけることができたら、今度はその外側を見ます。

　シルビウス裂（①）の内側が島皮質ですが、そのさらに内側に被殻（②）があります。富士山のように描いてみると、おおよその位置をつかみやすくなります。富士山のふもとから８合目までが被殻で、８合目から頂上までが淡蒼球（③）となります。

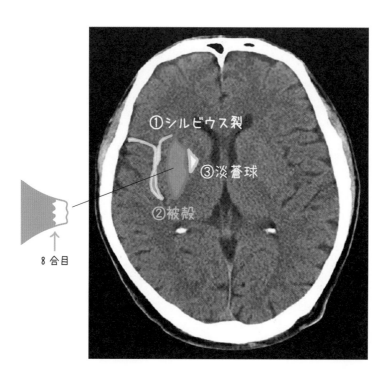

　　　８合目

　Ｙの字レベルのスライス画像が重要な理由は、被殻や視床といった構造物が見えることです。脳出血の約70％が、この被殻や視床で発症しています。つまり脳出血の大半がこれらの部位で起きているということです。

〈脳出血の発症部位とおおよその割合〉

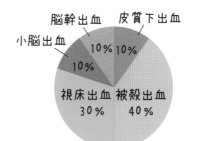

脳幹出血　皮質下出血
小脳出血　10％　10％
10％
視床出血　被殻出血
30％　40％

大脳基底核に挟まれた内包

これまでこのYの字では尾状核と視床、その反対側の被殻、淡蒼球を見てきました。こ
れらの組織に挟まれた部分を内包（①）といいます。内包は、前脚と後脚に分けられます。

ここで重要なのが内包後脚です。**内包後脚には錐体路が通っています。**

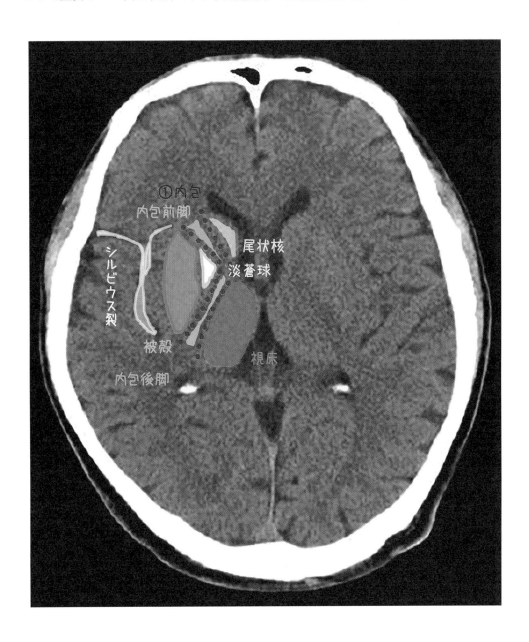

内包後脚部は図のように、**顔面・上肢・体幹・下肢**という順番で並んでいます。私は身長が180cmあります。こんなに大きな体でも、手足に運動を伝えているのは、本当に小さな道路なんだと、自分の体を当てはめてみるとよくわかります！

（上側が前面部）

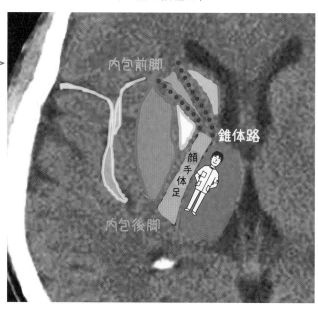

（下側は背面部）

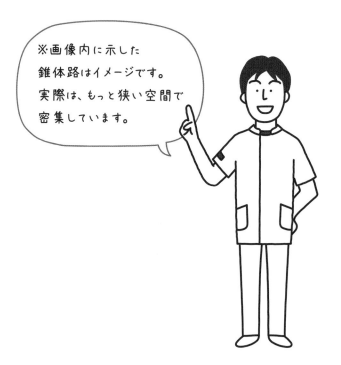

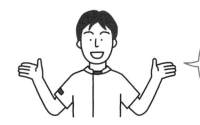

Yの字に見える部分で学んだ構造物やシンボルをまとめておきましょう。

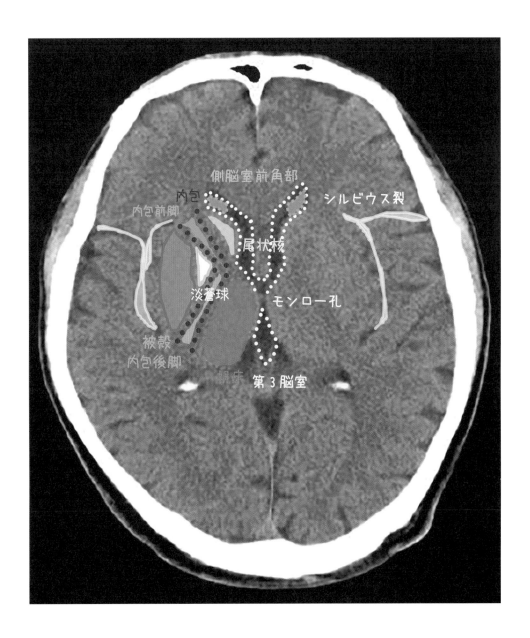

　たくさんありますが、どれも重要であり、最低限覚えておかなければならないポイントです。

④ ネズミ が見えたら、中脳

脳の画像を上から順番に見てきて、脳の中に「ネズミ」が見えたら、そこは中脳です。

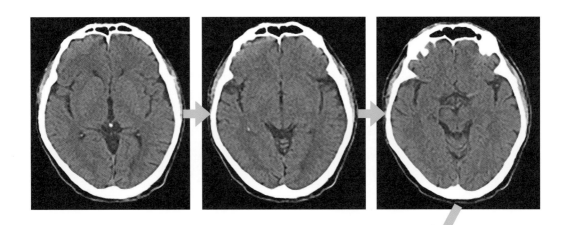

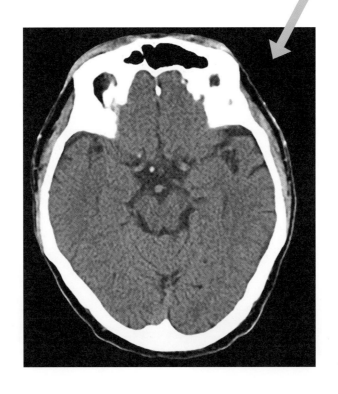

中脳（①）の中で、ネズミの鼻のようにポツンと見える、小さな穴があります。これは、中脳水道（②）です。髄液は第3脳室からこの中脳水道を抜けて第4脳室に至ります。

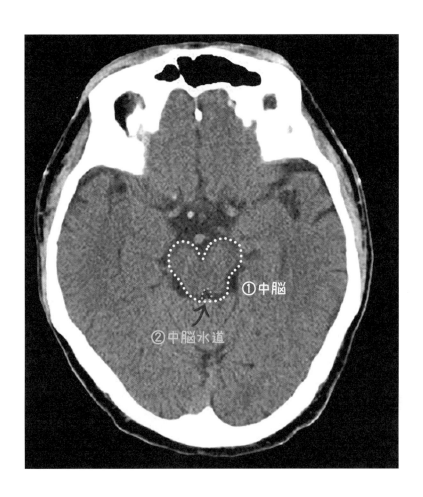

①中脳

②中脳水道

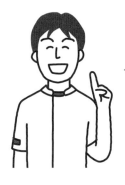

ネズミはチューチュー鳴きますよね。
だから中脳！
一番わかりやすいシンボルかも
しれません。

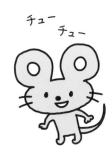

チュー
チュー

🌀 鉤ヘルニアが起こる場所

ここでは中脳ばかりに注目しがちですが、臨床で重要なのは**海馬を含む側頭葉内側部**と呼ばれる部分です。側頭葉内側部が矢印方向（→）に押されると、中脳を圧迫してしまいます。これを**鉤ヘルニア**といいます。中脳の圧迫による有名な所見が**瞳孔不同**です。

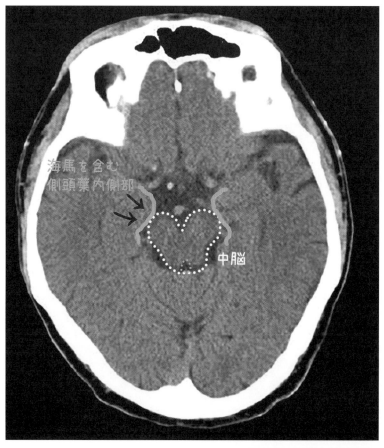

中脳はネズミの形をしていますが、ネズミの耳の付け根からは**動眼神経**が出ています。

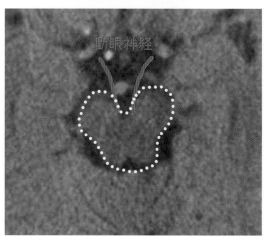

通常の画像所見では、動眼神経を見ることができませんが、前方へ向かって動眼神経が出ています。

中脳部分をさらに拡大して見てみましょう。ネズミの耳の部分を、**大脳脚**（だいのうきゃく）といいます。この大脳脚には錐体路が通っています。錐体路はYの字部分の内包後脚（→p.24）より、かなり横並びになっていることがわかります。

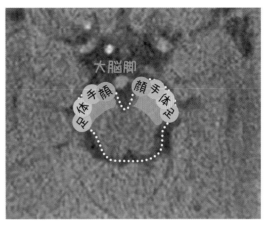

内側から顔面・上肢・体幹・下肢という順番になっています。

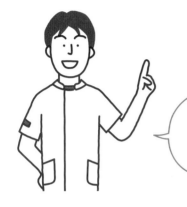

大脳脚というと難しく感じますが、ネズミの耳の部分に錐体路が通っていると考えてください。

ニコニコサインは側脳室下角部

次の図の矢印部分（➡️）の黒い部分が、**側脳室下角**（そくのうしつかかく）と呼ばれる部分です。「にこっ」と笑っているように見えることから、ニコニコサイン（マーク）と呼んでいます。

このニコニコサインは**水頭症**を表す部分としても重要です。水頭症になると大きくなります（詳しくは、p.101参照）。

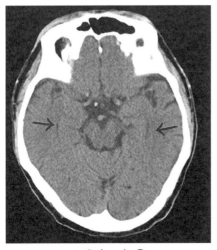

水頭症の例①

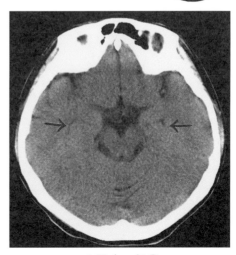

水頭症の例②

❺ てるてる坊主 が見えたら、橋と小脳

　脳の画像を上から順番に見てきて、脳の中に「てるてる坊主」が見えてきたら、橋と小脳がわかります。

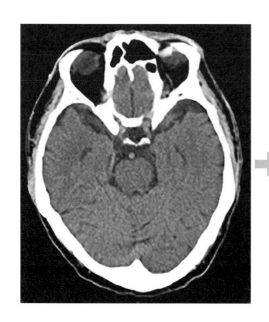
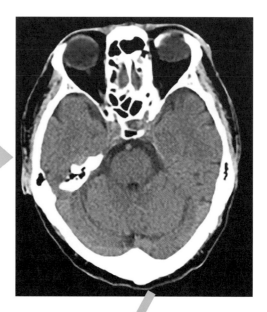
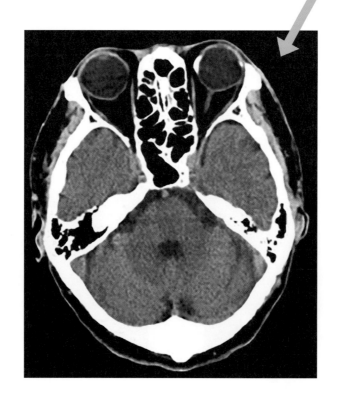

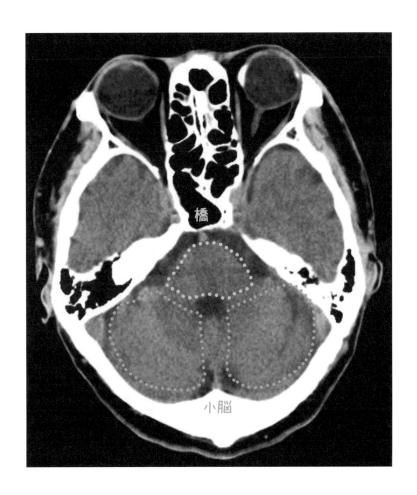

橋

小脳

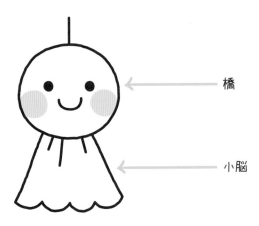

橋

小脳

てるてる坊主の頭は「橋」、
体の部分は「小脳」です。

31

小脳は狭い空間に収まっている

小脳はとても簡単な構造ですが、後頭蓋窩（こうとうがいか）と呼ばれる部分に収められている点が重要です。

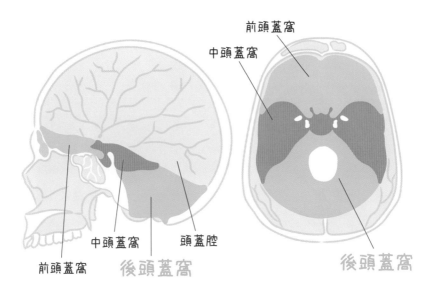

後頭蓋窩は頭蓋骨の一番底になります。その上に小脳が乗っているイメージです。小脳の上は**小脳テント**と呼ばれる硬膜で覆われています。つまり小脳は、頭蓋骨の中でもさらに狭い空間に収められているのが特徴です。

〈小脳テントと後頭蓋窩と小脳〉

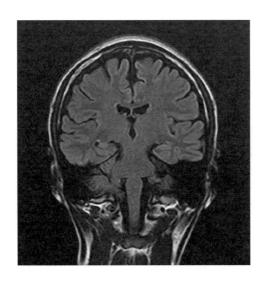
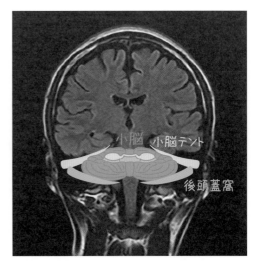

🧠 小脳と橋は、狭い空間にあるからこそ注意！

　てるてる坊主の頭は橋と呼ばれる部分です。橋は脳幹（のうかん）の一部であり、脳幹は生命の中枢といわれる、重要な部位です。小脳は後頭蓋窩と呼ばれるさらに狭い空間に収まっていますから、圧が逃げるところが限られています。そのため、**例えば小脳が出血したとすると、容易に脳幹部分を圧迫してしまいます**。

　ここで、てるてる坊主の画像をもう一度見てみましょう。橋と小脳の間には、髄液の通り道である第4脳室があります。

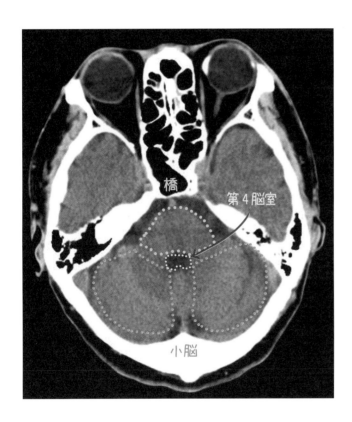

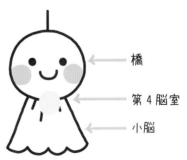

33

中脳水道を通ってきた髄液は、この第4脳室に循環してきます。そこからマジャンディ
孔・ルシュカ孔を抜けて、脳表に至ります。

〈髄液循環と脳室のイメージ〉

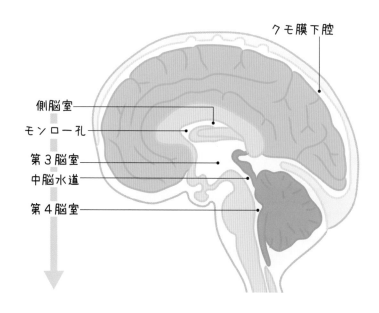

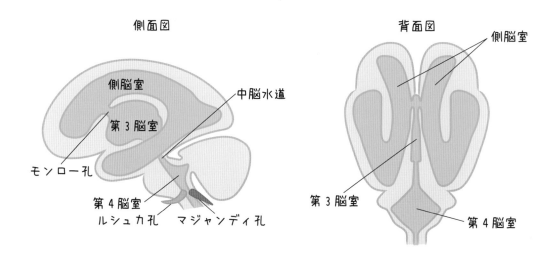

　このように、橋と小脳の間には第4脳室があるため、圧迫により髄液の通り道が狭くな
り、**髄液の通過障害**を呈してしまいます。

🌀 中脳・橋と錐体路の関係

てるてる坊主の頭の部分である橋は、ちょうどまんなか付近を境に、腹側を橋底部^{きょうていぶ}、背側を橋背部^{きょうはいぶ}と呼びます。

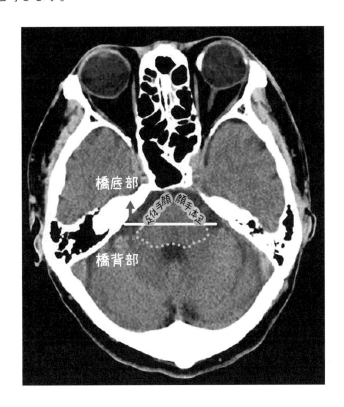

大脳脚まで追ってきた錐体路ですが、橋では橋底部を通ります。中脳の大脳脚から比べると、左右の錐体路がさらに正中に寄ってきているのがわかります。

〈中脳と橋の錐体路の位置〉

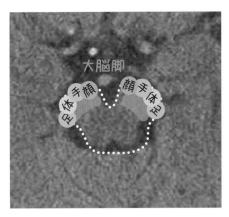
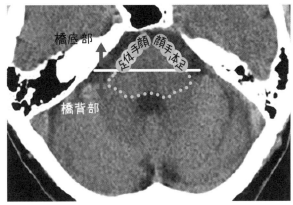

⑥ 逆ハート が見えたら、延髄

脳の画像を上から順番に見てきて、脳の中に「逆向きのハート」が見えたら、そこは延髄です。

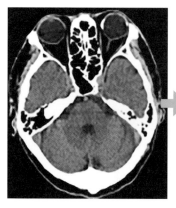 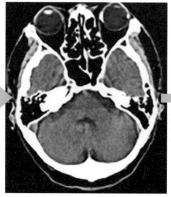 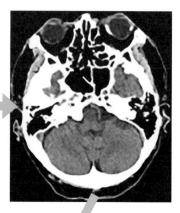

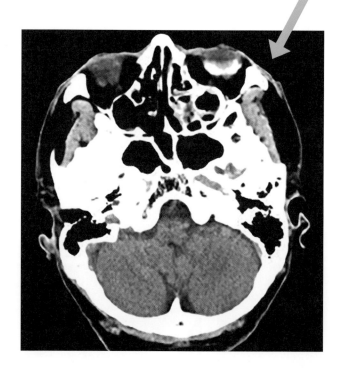

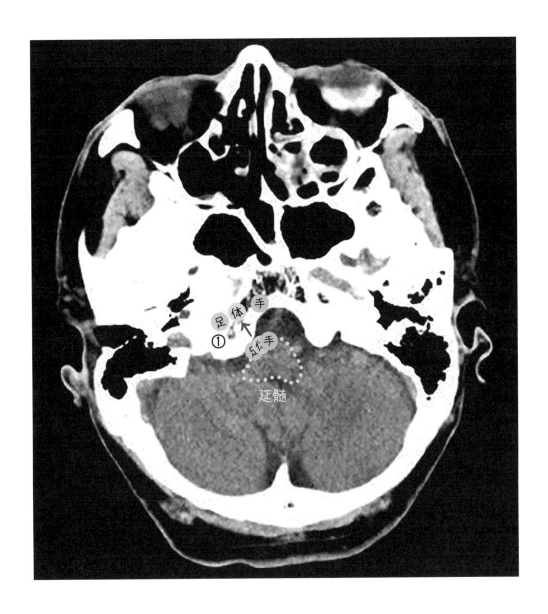

　画像の①は、延髄部の錐体路です。これまで中心前回の一次運動野から追ってきた錐体路（顔面・上肢・体幹・下肢）ですが、よく見ると、**顔面から下行する神経線維がなく**なっています。

この少し手前のスライス画像で、橋下部を見てみましょう。

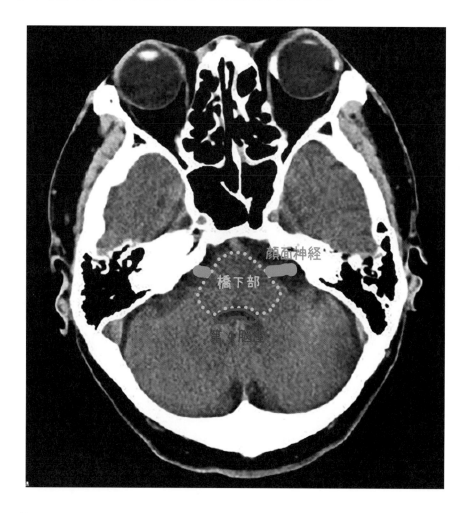

　中心前回から下行する顔面の神経線維は、橋下部から顔面神経となり、中枢神経から巣立っています。

　p.5のまんなかの図を見てください！　顔面に運動を伝える顔面神経は、橋の下部分から出発しています。

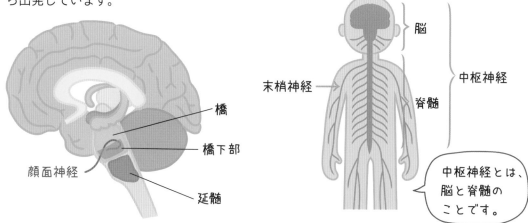

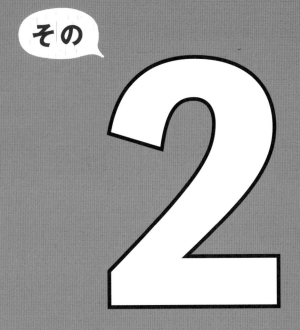

その 2

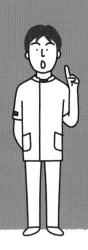

脳画像から
脳の解剖生理を学ぼう

ここでは、これまで学んだ脳画像のシンボルを基に、そこで見ることができる組織や特徴的な所見を学んでいきます。脳の画像だけを学習するのではなく、脳の画像から脳の組織を学習して、その役割も学ぶとより理解が深まります！

1 ハの字レベルには、脳内の路線図がある

　路線図は電車やバスの経路を簡単な図で示したものです。例えば遠くの目的地に行くときには、電車やバスを乗り継いで行きますよね。

　じつは私たちの脳の中も、この路線図のようになっています。

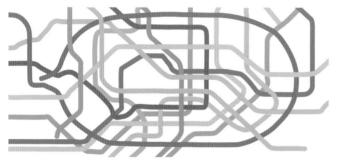

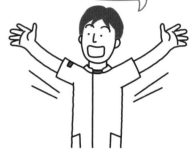

東京の地下鉄は、とても複雑…。

上縦束 は、脳をつなぐ神経線維の束

　ハの字に見える側脳室天井を見たら、その横には「放線冠」があることを学びましたね（→p.15）。放線冠の外側には、上縦束（①）というものがあります。

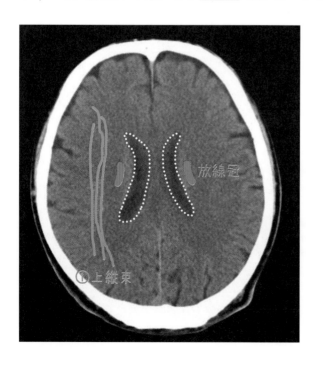

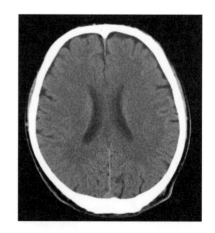

放線冠

①上縦束

〈上縦束を横から見たイメージ〉　　　　　〈上縦束を正面から見たイメージ〉

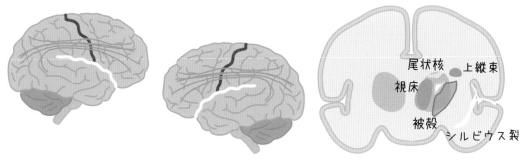

尾状核
上縦束
視床
被殻
シルビウス裂

　上縦束は組織ではなく、神経線維です。脳にはこのような神経線維の束がいくつもあります。

　神経線維には、連合線維、投射線維、交連線維があり、上縦束は連合線維の種類に入ります。連合線維は「**同じ側の脳の違う場所を結ぶ**」線維です。これを路線図で言い換えると、「同じ日本の違う都市を結ぶ線路」です。

　投射線維は主に錐体路、交連線維は脳梁がその代表的なものとなります。これら神経線維が左右の脳、前後の脳を結んでいます。

〈神経線維の種類〉

連合線維	同じ側の脳の違う場所を結ぶ線維	上縦束など
投射線維	大脳皮質とその下位の脳を結ぶ線維	錐体路など
交連線維	左右の半球を連結する線維	脳梁など

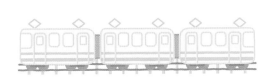

連合線維（上縦束）は
同じ日本の違う都市を結ぶ線路のイメージ！

連合線維　　　　　　　交連線維

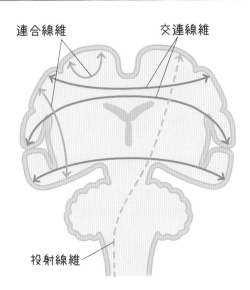

投射線維

🔘 上縦束が障害されると…

上縦束の障害は、半側空間無視（はんそくくうかんむし）と関連しているといわれています。

脳の各部位をつなぐ上縦束が障害 → 半側空間無視

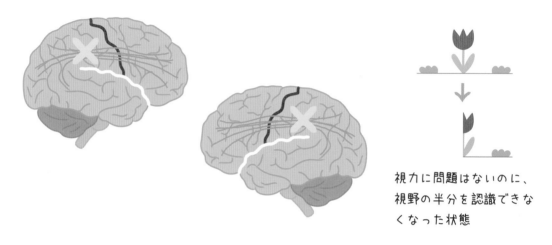

視力に問題はないのに、視野の半分を認識できなくなった状態

　その症状は、一過性のものから持続するものまでありますが、特徴的なのは**責任病巣が多様である**ということです。中大脳動脈領域、後大脳動脈領域、前大脳動脈領域、視床といった脳のほとんどの領域の障害で出現するともいわれています。

　半側空間無視が、脳のさまざまな部位が障害を受けることにより出現するということは、上縦束のような神経線維が前頭葉や頭頂葉などをつないでいるからとも考えられます。つまり、都市間を結ぶ線路が遮断されると、移動ができなくなるのと同じです。

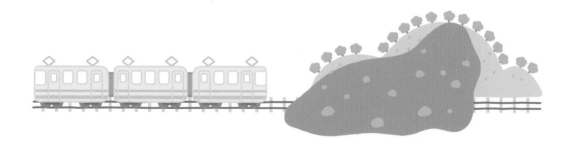

神経線維（線路）が遮断されることで、脳（都市）のつながりが絶たれる！

2 ハの字の延長線上には、角回と縁上回

ハの字の延長線上に線を引いていくと、角回（かくかい）にあたります。

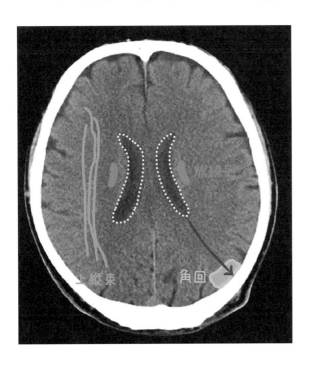
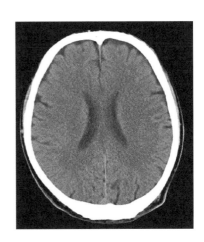

〈角回を横から見たイメージ〉

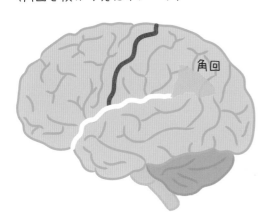

角回

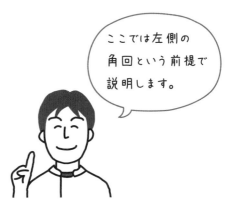

ここでは左側の角回という前提で説明します。

角回 は、文字を音に「変換」する

角回は、キーボードでいうところの「変換」ボタンです。具体的には、**眼でみた文字を**「音」に変換します。この機能によって、私たちは文字を読むことができます。

例えば、「こんにちは」という文字があったとします。日本人であれば、これを声に出して読むことができるでしょう。それは「こんにちは」という文字を音に変換しているからです。

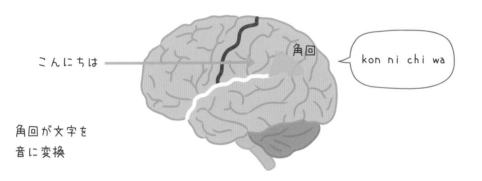

🌀 角回が障害されると…

それでは「الجبا نطة」※という文字を見て、音に変換することはできますか？　文字だということはわかっても、「音」に変換できないと読むことはできません。

これと同様に、文字の読み方、音の出し方がわからなくなった状態を、**失読症**といいます。

※アラビア文字で「こんにちは」と書いています。

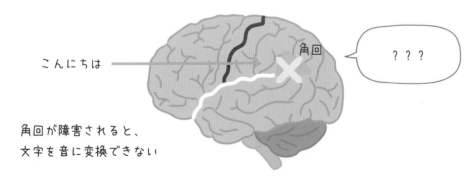

このように、ハの字の延長線上にある角回を見つけることで、患者さんの症状理解と、異常の発見と症状の予測が可能になります。

縁上回 は、さまざまな情報を統合する

　ハの字の延長線上に角回という場所があることを知ったら、次に縁上回を見つけてください。縁上回は、角回の上部隣りにあります。

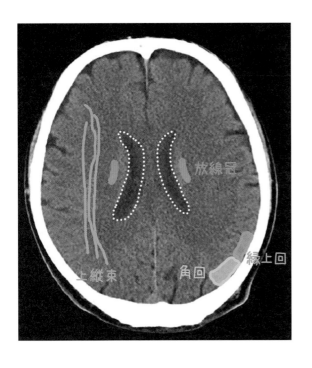

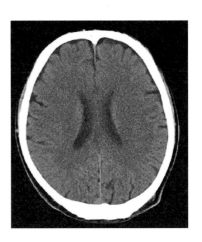

〈縁上回を横から見たイメージ〉

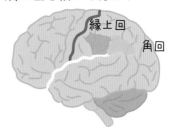

　縁上回と角回は、頭頂葉にあります。この頭頂葉の大半は連合野といわれ、さまざまな情報を統合する場所となります。

　縁上回は視覚野、聴覚野、体性感覚野といった部分の中央にあり、これらを統合しています。

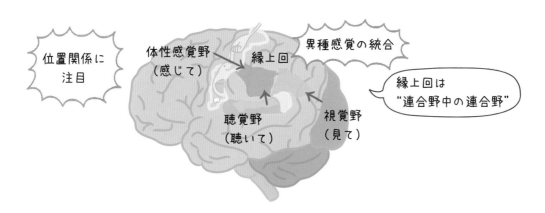

位置関係に
注目

異種感覚の統合

体性感覚野
（感じて）

縁上回

聴覚野
（聴いて）

視覚野
（見て）

縁上回は
"連合野中の連合野"

45

🔵 縁上回が障害されると・・・

縁上回が障害を受けると観念失行や観念運動失行が起こります。

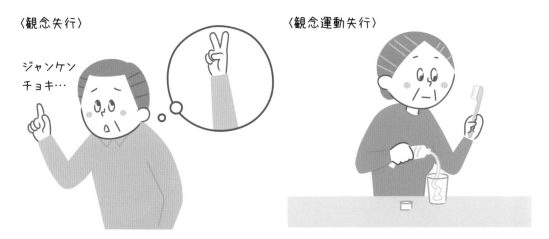

〈観念失行〉

ジャンケン
チョキ…

簡単な日常動作ができない

〈観念運動失行〉

ちょっと複雑な日常動作ができない

古い文献[1]では、左側の角回と縁上回の障害によって、ゲルストマン症候群が出現するとされています。左頭頂葉といえばゲルストマン症候群というほど有名であり、左右失認、手指失認、失算、失書が4徴候です。

〈ゲルストマン症候群の4徴候〉

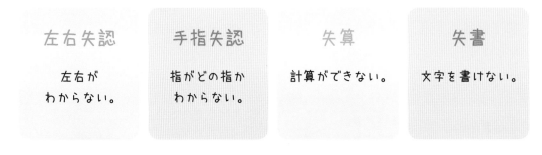

左右失認	手指失認	失算	失書
左右が わからない。	指がどの指か わからない。	計算ができない。	文字を書けない。

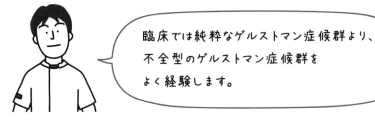

臨床では純粋なゲルストマン症候群より、
不全型のゲルストマン症候群を
よく経験します。

3 Yの字レベルで見える 大脳基底核と視床

　尾状核、淡蒼球、被殻を大脳基底核と呼びます（→p.18）。ここでは、被殻（ひかく）にスポット
ライトを当てます。

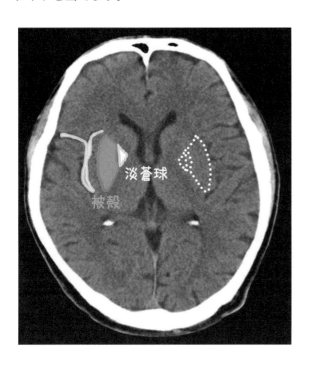

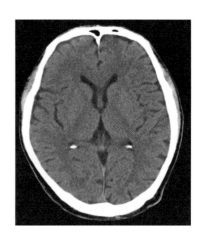

被殻 は、運動をコントロールしている

　「被殻は何をしているの？」と質問されて、「運動の制御を行っている」と答えられれ
ば、ほぼ正解です。運動の専用道路である錐体路をコントロールしています。

　また、被殻は脳出血の発症部位として最も頻度が高くなっています（→p.22）。

　まずは大脳基底核の整理から始めましょう。**大脳基底核は、尾状核、被殻、淡蒼球
の３つ**と覚えてください。そのほかに視床下核、黒質（中脳）を含めると、広い意味での
大脳基底核になります。

　大脳基底核の尾状核と被殻を合わせて**線条体**といい、**被殻と淡蒼球を合わせてレン
ズ核**ともいいます。

47

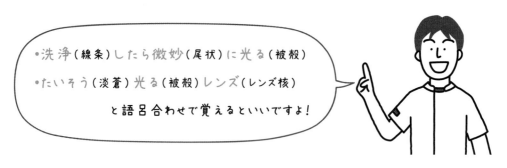

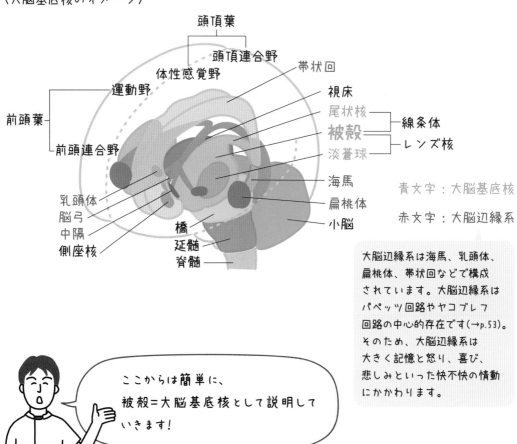

〈大脳基底核のイメージ〉

大脳辺縁系は海馬、乳頭体、扁桃体、帯状回などで構成されています。大脳辺縁系はパペッツ回路やヤコブレフ回路の中心的存在です(→p.53)。そのため、大脳辺縁系は大きく記憶と怒り、喜び、悲しみといった快不快の情動にかかわります。

ここからは簡単に、被殻=大脳基底核として説明していきます!

大脳基底核は運動の制御を行うため、以下のような専用の経路をつくっています。

大脳皮質 → 大脳基底核(尾状核、被殻、淡蒼球) → 視床 → 大脳皮質

　大脳皮質からスタートしたこの専用経路のゴール地点は、大脳皮質です。すなわちループを描いていることになります。東京の山手線、大阪の環状線をイメージしてください。

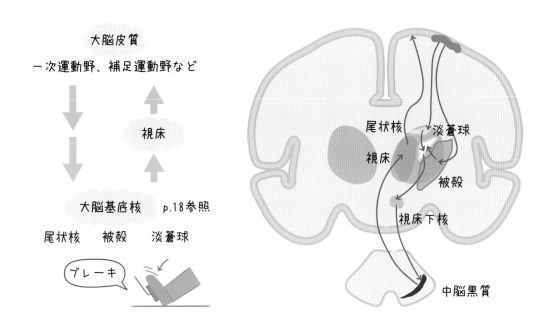

大脳皮質

一次運動野、補足運動野など

視床

大脳基底核　p.18参照

尾状核　　被殻　　淡蒼球

ブレーキ

尾状核　　淡蒼球

視床

被殻

視床下核

中脳黒質

　錐体路がアクセルだとしたら、この大脳基底核の最大の役割は、ブレーキを用いてのスピードの調整です。

　例えば、あなたがドライバーだとして、動いている車を止めるとき、ブレーキで調整するはずです。スムーズにブレーキをかけることができれば、スムーズに車を目的の場所で止めることができます。また、ブレーキをゆるめれば、車もスーッと前に進んでいきますよね。このブレーキの利き具合を調整しているのが、大脳基底核です。

大脳基底核が障害されると…

　大脳基底核のブレーキが利きすぎると「パーキンソン病」に、ブレーキの利きが悪くなると「ハンチントン病」になります。

〈パーキンソン病〉

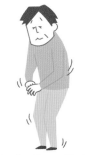

手足がこわばり、動きにくい

〈ハンチントン病〉

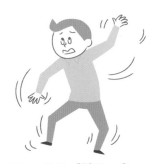

意思に反して手足が勝手に動いてしまう

視床 は、感覚の中継地点であり運動にも関連する

　視床は何をするところ？　と聞かれたら「感覚の中継地点」と答えることができれば50点です。では、あとの50点は何でしょうか。それは「大脳基底核とともに運動に関連している」ことです。運動に関連していることは、前述した、被殻（大脳基底核）部分で少し理解できたと思います。

　視床の大きさは親指大程度で、左右に1つずつあります。中脳の上に2つの卵が乗っているイメージです。

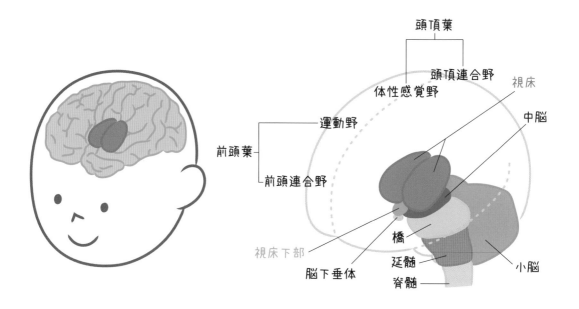

ちょっとレベルアップ

　脳卒中後中枢性疼痛（central post stroke pain：CPSP）という言葉があります。臨床では視床痛と呼ぶのが一般的かもしれません。視床は感覚の中継地点であると説明しましたが、視床が障害されると感覚を正確に伝えることができなくなり、誤作動を引き起こし、痛みが生じると考えられています。

　薬物療法が主体となりますが、患者さんはピリピリ、ジンジン、チクチクといったしびれのような痛みを主に訴えます。安静にすることや運動すること、冷却、温熱などが痛みの軽減に効果があります。本人と相談しながら適切な援助を実施することが求められます。

視床はYの字のレベルでは、①前核、②背外側核、③後外側核、④視床枕、⑤背内側核の5つに分けて見ることが可能です。

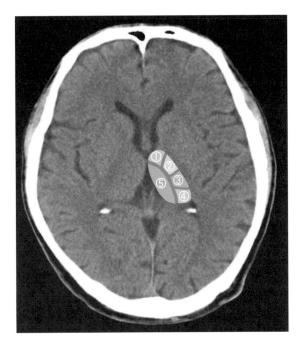
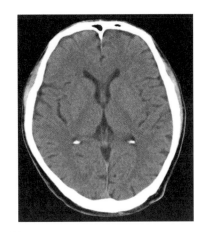

①前核
②背外側核
③後外側核
④視床枕
⑤背内側核

　詳細は気にせず「ざっくり視床」でかまいません。ちょうどラグビーボールを書いて、まんなかに1本の線と外側を4等分にしたらそれらしくなります。あくまでざっくりと覚えましょう。

〈Yの字レベルの視床の拡大図〉

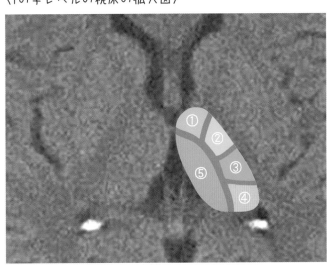
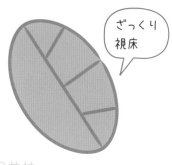

ざっくり視床

①前核
②背外側核
③後外側核
④視床枕
⑤背内側核

❶ 前核は何をしている？

前核は記憶に関与しています。特に知っておくべきことは記憶に関する回路です。

パペッツ（Papez）回路は記憶にかかわる経路であり、この回路の途中で「視床前核」を経由することになります。私たちの記憶はこの回路をぐるぐると回ることによって記憶として定着します。

この回路の一部が両側性に障害を受けると健忘が生じるといわれています。また、視床の障害（視床出血など）によって記憶障害を呈する事例も報告されているので、パペッツ回路が障害されることで、記憶の定着に問題を生じると考えられます。

❷ 背外側核は何をしている？

記憶や感情に関与しているといわれています。

❸ 後外側核は何をしている？

頭頂連合野に連絡する経路をもっており、視床で得た感覚情報を頭頂連合野に送って分析しています。

❹ 視床枕は何をしている？

視覚および空間認識に関与しています。

❺ 背内側核は何をしている？

前頭葉と連絡して感覚に基づく情動に関係します。ここが障害を受けることによって強い不安状態ともなり、視床下部から自律神経系にも作用します。

また、この部位が関係しているのがヤコブレフ（Yakovlev）回路です。ヤコブレフ回路は情動に関与しています。ヤコブレフ回路とパペッツ回路は関連していることから、ここが障害を受けると記憶の定着にも影響を及ぼします。

〈パペッツ回路（記憶回路）〉　　　　　〈ヤコブレフ回路（情動回路）〉

ざっくり示すと…　　　　　　　　　　　　ざっくり示すと…

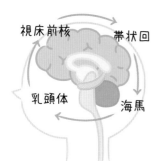

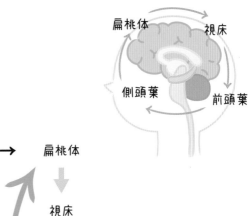

海馬　←→　扁桃体

海馬　　　　　　　　扁桃体
↓　　　　　　　　　　↓
脳弓　　　　　　　　視床
　　　　　　　　　（背内側核）
↓　　　　　　　　　　↓
乳頭体　　　　　前頭葉眼窩
　　　　　　　　皮質後方
↓　　　　　　　　　　↓
視床前核　　　　側頭葉前方
↓
帯状回

少し詳しく示すと…　　　　　　　　　少し詳しく示すと…

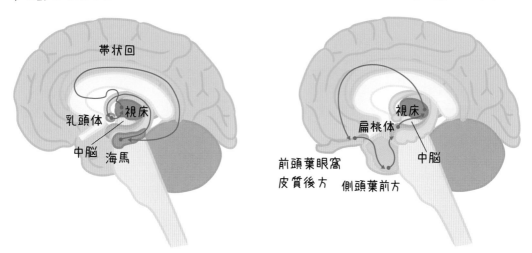

ちょっとレベルアップ

これまでは視床＝感覚の中枢と覚えていましたが、画像をきっかけに視床という組織にスポットを当ててみましょう。「Yの字」で紹介できなかった部位の役割についても簡単にまとめておきます。

〈視床の構成部位〉

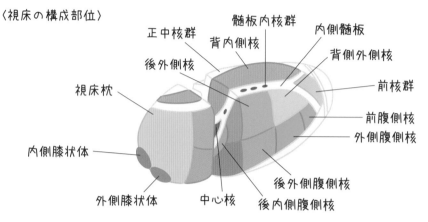

- 前腹側核 ………… 大脳皮質運動前野（補足運動野）と連携。補足運動野は動作の始まり、プログラミングを担当している。ここに障害を受けると自発的な動作の始まりができないといった症状が現れやすい。視床性失語※と関連している。
- 外側腹側核 ………… 小脳とも連携をとっている。錐体路や錐体外路に関与する。
- 後内側腹側核 ………… 顔面の感覚に関与する。
- 後外側腹側核 ………… 顔面以外（四肢、体幹）の感覚に関与する。
- 背側外側核 ………… 記憶や情動形成に関与する。怒り、喜び、悲しみ、恐怖・不安などの基本情動、高次の社会的感情（嫉妬・困惑・罪悪感・恥など）、本能的な欲求などがある。
- 後外側核 ………… 頭頂連合野と連絡する（頭頂連合野は感覚の統合）。
- 内側膝状体 ………… 聴覚の入力と聴覚野に関与する。
- 外側膝状体 ………… 視覚の入力と視覚野に関与する。
- 髄板内核 ………… 覚醒や痛みに関する情動に関与する。

※視床性失語：自発語の減少、声量の低下、錯語、呼称障害、保続、理解障害などの障害を呈し、超皮質性運動失語に分類されることが多い。超皮質性運動失語：復唱はできるが、自発語が著しく減少する失語

親指ほどの大きさの組織に、これほど重要な役割があります。

4 Yの字レベルで見える言語中枢

Yの字レベルでは、Yが3つありました。1つは**側脳室前角部**、もう2つは**左右のシルビウス裂（外側溝）**です（→p.20）。

ここではシルビウス裂のYに注目します（①）。このYの字部分では前頭葉、側頭葉、後頭葉を見ることができます。

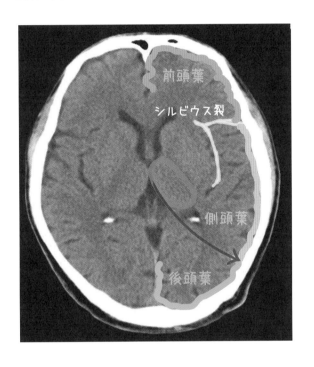

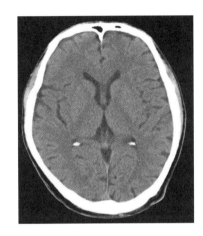

シルビウス裂を挟んだ下（背側部）の部分は、**側頭葉（②）**になります。

ここで側頭葉の見つけ方を簡単に説明します。まずは図の中で視床（③）を見つけましょう。視床を見つけたら、その外側の曲線をなぞって延長線を書いてみてください（点線矢印）。その延長線がぶつかるところがおおよその側頭葉の位置です。

側頭葉からシルビウス裂を挟んで上（腹側部）の部分は、前頭葉になります。

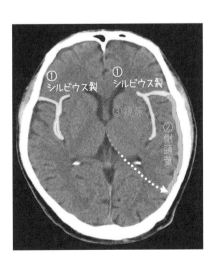

聴覚野とブローカ野

　側頭葉には聴覚野が、前頭葉にはブローカ野が見えます。画像では見えませんが、ここには重要な連合線維があります。

　連合線維は、同側の脳の違う部分を結ぶ神経線維のことをいいます（→p.41）。聴覚野とブローカ野を結ぶ連合線維は弓状束です。弓のように弧を描いているため、このように呼ばれています。

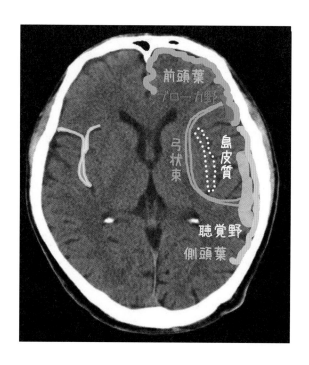
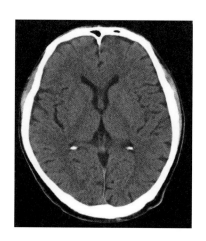

※一次聴覚野、ウェルニッケ野（→p.57）などを含めて「聴覚野」としています。

聴覚野のはたらき

聴覚野は文字どおり聴覚にかかわる部分です。聴覚野には、**一次聴覚野**と呼ばれる部分があります。ここは耳から入った音の情報を認識します。音を認識するだけなので、何の音かはまだ理解できていません。

一次聴覚野のまわりに**聴覚周辺野**があります。一次聴覚野で音を認識し、その情報が聴覚周辺野に移動して、音を聞き分けています。

この音を聞き分ける聴覚周辺野の一部に、**ウェルニッケ野**があることが重要です。ウェルニッケ野で人の言葉を認識していると考えられています。

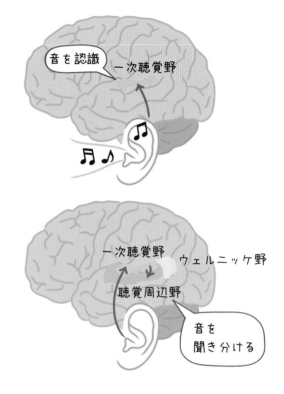

聴覚野が障害されると…

聴覚野にあるウェルニッケ野が障害を受けると、言葉の理解に問題を生じることが考えられます。具体的には**ウェルニッケ失語**と呼ばれる「感覚性失語」です。

感覚性失語では、聞いたことが理解できず、意味不明の言葉を流暢に話すといわれます。後述しますが、ブローカ野が障害を受けていなければ、言葉は問題なく発することができます。しかし、その自分が話す言葉の意味さえ理解できないために、自分が話していることが意味不明であることにも気づかないという状態になります。

〈ウェルニッケ失語〉

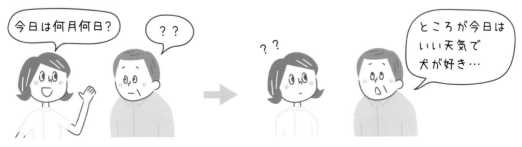

ブローカ野のはたらき

　ブローカ野は前頭葉にあります。

　脳の中に五十音表があると想像してみましょう。ブローカ野は、この五十音表の中から文字を選び文章をつくる作業をする場所だと認識してください。

〈ブローカ野〉

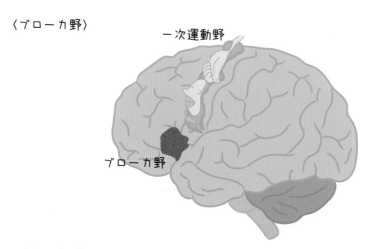

　例えば、「こんにちは」という言葉を発するのであれば、脳の中にある五十音表の中から「こ」「ん」「に」「ち」「は」という言葉を選んで文字列をつくってくれます。

　この文字列を言葉として発するために補足運動野や運動野が連携し合い、口の動きや喉の動きをプログラミングして、声に出して「こんにちは」という言葉を発することができるようになります。

🔊 ブローカ野が障害されると…

　ブローカ野が障害を受けると**ブローカ失語**という状態になります。これは一般的に、**運動性失語**と呼ばれます。運動性失語は**言葉の理解**はできますが、**うまく話すことができません**。

〈ブローカ失語〉

今日は何月何日？

今日は何月何日？

？？

9月15日です

…く　が　ご…

ブローカ野で問題なく言葉を作成してくれても、運動野に問題があれば「こんにちは」という言葉が「おんにちは」という発音になったりします。これを構音障害といいます。

〈構音障害〉

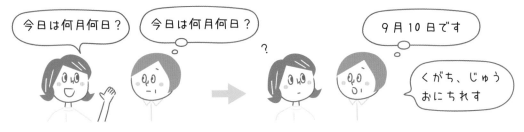

役立つ豆知識

伝導性失語

　聴覚野とブローカ野は、「弓状束」によってつながり、連携し合っていると考えられます（→p.56）。伝導性失語は簡単にいうと「聞いたことを話すことができない」という失語ですが、この弓状束が障害を受けることによって生じるともいわれています（いまではその関係性に疑問を抱く人もいます）。

Yの字レベルで見える「言語中枢」をまとめておきましょう。

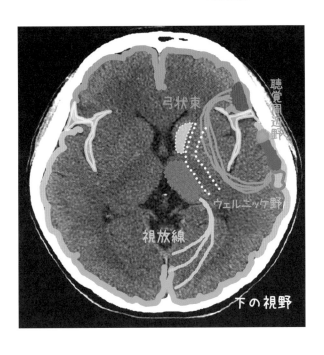

5 ネズミに見える 中脳の下丘・上丘

下丘 は聴覚にかかわる

　中脳はネズミの形をしており（→p.26）、ネズミの下にある鼻（中脳水道）の両脇にあるところが、中脳の下丘となります。下丘は、**聴覚性運動反射中枢**（音に反射的にその方向に頭や眼を向けるなど）であり、**聴覚伝導路の中継地点**でもあります。

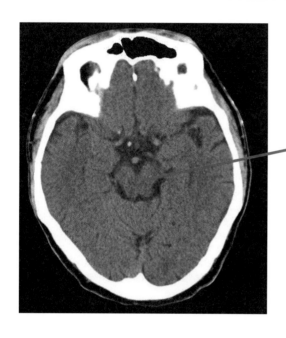

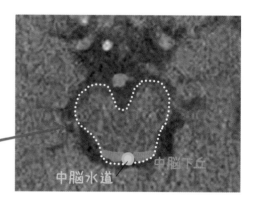

中脳水道　　中脳下丘

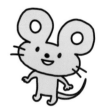

　聴覚野への刺激の伝わり方は図のようになっています。

　片方からの音の刺激でも、両側へ神経路をもっています。

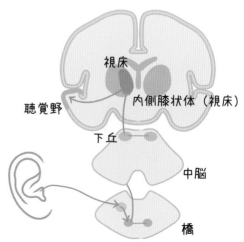

視床

内側膝状体（視床）

聴覚野

下丘

中脳

橋

視床の役割のところで、内側膝状体は聴覚野に関与していると説明しましたが（→p.54）、実際に聴覚の伝導路を見ると、内側膝状体を経由していることがわかります。また、中脳の下丘も経由します。

上丘 は眼球運動にかかわる

一方、中脳の上丘は、このネズミに見える画像よりもう少し上の部分になります。ネズミの形がくっきりとは見えず、少しまわりに、特に側頭葉内側部に埋まって見えます。

上丘は視覚に関する情報を受け取り、視覚性運動反射中枢として眼球運動にかかわります。下丘は聴覚伝導路に含まれていますが、上丘は視覚伝導路に含まれていません。

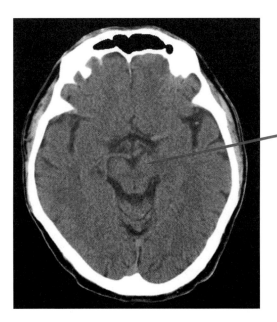

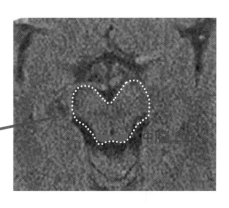

中脳上丘

ポイント!

上丘は眼球の急激な動きに関与しています。サッカード現象とも呼ばれています。サッカードとは急速眼球運動といい、注意を向けるときに眼球が「パッパッ」と瞬間移動することです。上丘が障害を受けると眼球の運動に影響を及ぼします。

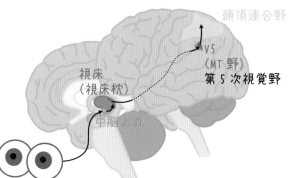

頭頂連合野

視床
（視床枕）

V5
（MT 野）
第 5 次視覚野

中脳上丘

6 橋の位置関係は脳室の形で覚えよう

「てるてる坊主が見えたら橋と小脳」の画像を見てみましょう。ここで注目してほしいのは、脳室の形です。

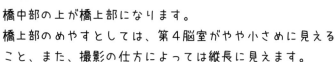

橋上部 は第4脳室がやや小さめ

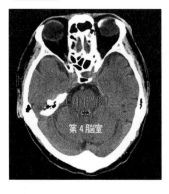 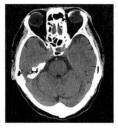

橋中部の上が橋上部になります。
橋上部のめやすとしては、第4脳室がやや小さめに見えること、また、撮影の仕方によっては縦長に見えます。

橋中部 は第4脳室が長方形

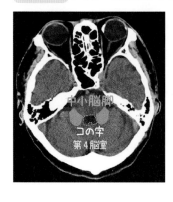 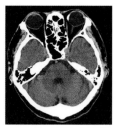

ここに見える脳室は第4脳室です。
この第4脳室が長方形（もっというならコの字）に見えたら、そこを橋中部と考えます。

橋下部 第4脳室が押しつぶされている

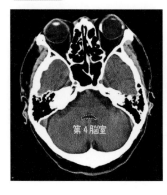 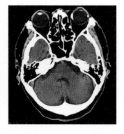

橋下部の第4脳室は、
全体的に押しつぶされています。

橋と小脳の関係

　橋には、小脳への「橋渡し」の意味もあります。実際には小脳脚（しょうのうきゃく）という線維でつながっています。この小脳脚には上小脳脚・中小脳脚・下小脳脚という３つの経路があります。上小脳脚は中脳、中小脳脚は橋、下小脳脚は延髄と線維で結ばれ、連絡を取り合っています。

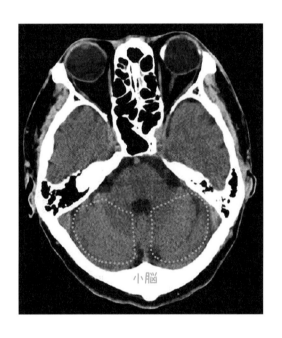

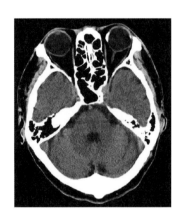

〈３つの小脳脚〉

63

小脳の役割

小脳は、❶片葉小節葉、❷小脳虫部、❸小脳半球の３つの部位に分かれています。

❶ 片葉小節葉

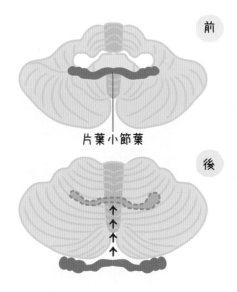

前

後

片葉小節葉

- 片葉小節葉は、原小脳（正確には原小脳の一部）とも呼ばれます。
- 内耳からの入力に対応しており、平衡感覚に関係しています。

❷ 小脳虫部

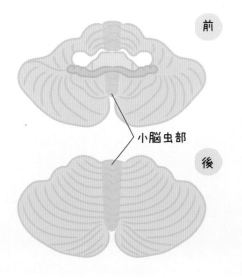

前

後

小脳虫部

- 小脳虫部は脊髄小脳とも呼ばれます。
- 深部感覚などの情報を受け取って筋緊張を調節したり、姿勢の保持や歩行の制御を行っています。

❸ 小脳半球

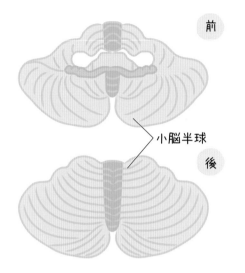

前

小脳半球

後

- 小脳半球は新小脳とも呼ばれます。
- 反対側の大脳皮質からの情報を受け取り、随意運動の円滑な動きに関与しています。

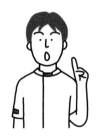

最近では、小脳半球が認知機能に関与していることが報告されています。

🧠 小脳が障害されると…

　小脳が障害されると、障害された部位と同じ側の失調症状が出現します。

　また、小脳には前頭葉に連絡する神経線維があります。小脳が障害されることによって前頭葉との連携がうまくいかず、何度も同じ失敗を繰り返す、細部に失敗が多いなど、学習能力の低下といった症状が現れたりします。例えば、車椅子のブレーキを何度も忘れるなどを経験します。

〈神経回路〉

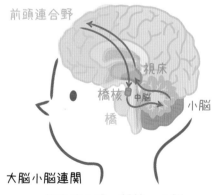

前頭連合野

視床

橋核

中脳

小脳

橋

大脳小脳連関

前頭連合野→橋核→小脳→
視床内側→前頭連合野

代表的な失調症状　無計画・不注意・感情表現の困難

8 脳血管の支配領域

次は画像から脳血管の支配領域を学習しましょう。どの血管がどこの脳を栄養しているかを理解しておくことも重要です。例えば閉塞している脳血管がわかるようになると、脳梗塞の範囲の予測につながります。

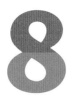

ポイントは「ざっくりと理解する！」です。
「その1」（→p.10〜）で学んだ
脳画像の基本を思い出してください！

血管の支配領域❶ しわが見えたら、中心溝　→p.10も参照

逆Ω（オメガ）サインを見つけたら、そこは中心溝でした。その中心溝を境にして前側（画像でいうと上側）が前頭葉（①）、後ろ側が頭頂葉（②）です。ここは簡単ですよね。

〈しわが見えたら、中心溝〉

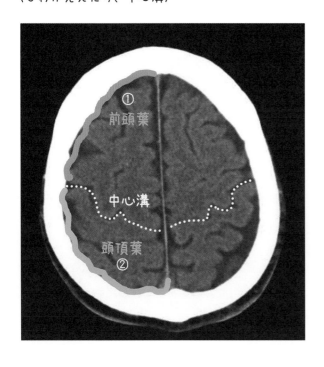

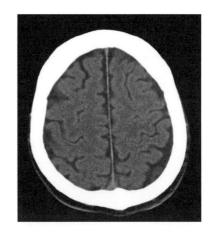

それでは、この画像での脳血管の支配領域を見てみましょう。

〈しわが見えたら、中心溝の血管支配領域〉

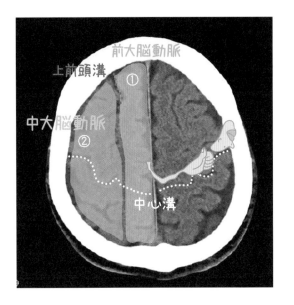

〈脳動脈のイメージ〉

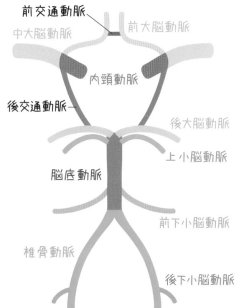

「その1」で学習した上前頭溝の延長線をずーっと伸ばしていくと、ラインの内側が**前大脳動脈領域**です（①）。そしてその外側が**中大脳動脈領域**です（②）。

この血管の支配領域にペンフィールドの運動野を当てはめてみると、前大脳動脈が閉塞することで、下肢に麻痺が出現することがわかります。

中大脳動脈領域は、このしわを探せ！の画像に留まらず、広い範囲にわたり血流を提供していることがわかります。

血管の支配領域❷ ハの字が見えたら、側脳室の天井 →p.14参照

ハの字が見えたらおおよそざっくリと半分と思われるところに横線を入れてみてください（①）。その横線の前方（画像でいうと上側）が**前頭葉**（③）と考えます。

次にハの字のラインに延長線を引いてみてください（②）。そこを境に**頭頂葉**（④）と**後頭葉**（⑤）に分けられます。

〈ハの字が見えたら、側脳室の天井〉

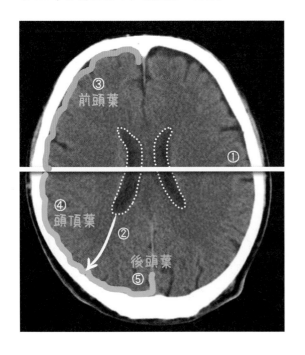

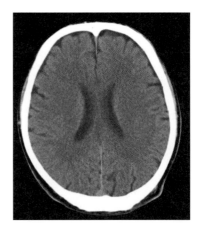

それでは、この画像での血管の支配領域を見てみましょう。

〈ハの字が見えたら、側脳室の天井の血管支配領域〉

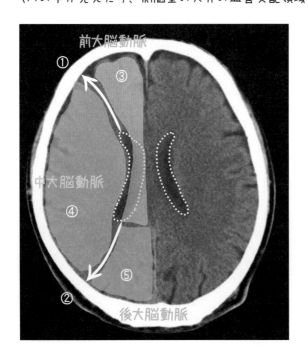

ハの字に見える側脳室天井部分のラインに沿って、ざっくりと延長線を書き込んでみてください（①、②）。この延長線のラインが血管支配領域の境になります。

①のラインに沿って前大脳動脈領域（③）と、中大脳動脈領域（④）に分かれます。また、②のラインを境に中大脳動脈領域と後大脳動脈領域（⑤）に分かれます。

血管の支配領域❸ Yの字が見えたら、大脳基底核と視床

→p.18も参照

　Yの字（側脳室）が見えたら、もう１つのYを探します。もう１つのYはシルビウス裂でしたよね（①）。このシルビウス裂までの部分が前頭葉になります。

　さらに、側脳室後角部を探しましょう。②の部分になります。この後角部から下へ向かって真っすぐ線を引いてみてください（③）。その線の終わりの地点が側頭葉と後頭葉の境目になります。

　もし側脳室後角部を探せない場合は、学習してきた内包を見つけましょう（→p.23）。その延長線を引いていくと、ざっくりと境界線がわかります（④）。

〈Yの字が見えたら、大脳基底核と視床〉

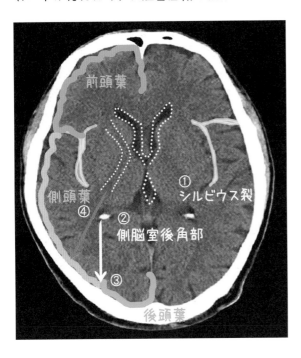
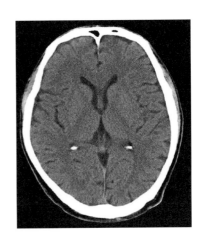

　それでは、この画像での血管の支配領域を見てみましょう。

〈Yの字が見えたら、大脳基底核と視床の血管支配領域〉

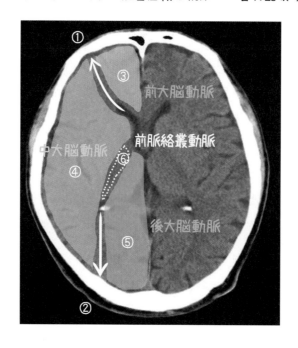

　Yの字の側脳室前角部に沿って前方（図では上方）へ向かってざっくりと延長線を引いていきます（①）。そこが前大脳動脈領域（③）と中大脳動脈領域（④）の境界になります。

　もう1つ、前のページで見つけた側脳室後角部から真っすぐ下に線を引いていくと（②）、そこが中大脳動脈領域（④）と後大脳動脈領域（⑤）との境界になります。

　ここでのポイントは、視床が後大脳動脈から栄養されている点です。また、点線で囲まれた内包後脚（⑥）は、錐体路が通る場所で、前脈絡叢動脈と呼ばれる血管によって栄養されています。前脈絡叢動脈は内頚動脈より分岐していきます。

血管の支配領域❹ ネズミが見えたら、中脳　→p.26も参照

　「チューチュー中脳」。この画像の中でシルビウス裂を探してみます（→p.20）。①の深い溝になります。

　ここをスタート地点として、ざっくり考えていきます。シルビウス裂からざっくりと延長線を引いてみてください。すると反対側に当たりますよね（②）。そこが側頭葉と後頭葉の境目になります。また、シルビウス裂より前方（図では上方）には、前頭葉があります。

〈ネズミが見えたら、中脳〉

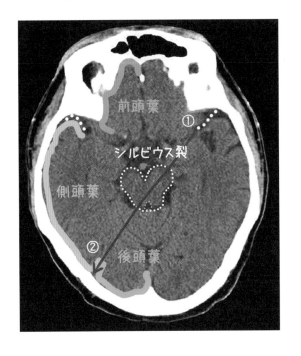

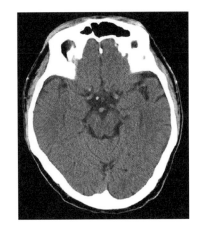

　それではこの画像での血管の支配領域を見ていきます。しかし、ここでランドマークを見つけるのは困難です。ですから次のようにざっくりと考えていきます。

〈ネズミが見えたら、中脳の血管支配領域〉

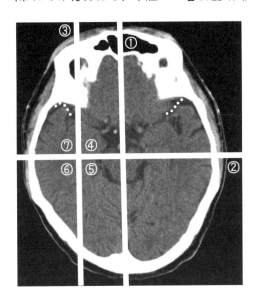

　まず、ネズミの部分を半分にする線を引いてみます（①）。次に画像の上下を半分にする線を引いてみます（②）。最後に①部分を基準に、②の線をもう半分に区切ってみます（③）。それで４つの部屋（④⑤⑥⑦）になったと思います。この部屋で血管の支配領域をざっくりと理解するとよいと思います。

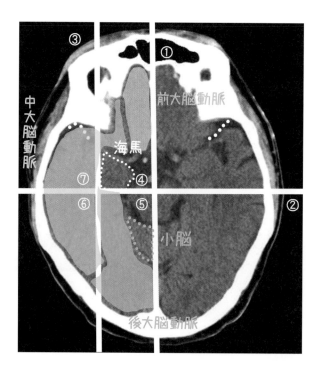

　まず④の部屋にはシルビウス裂を挟んで前方（画像の上方）に前大脳動脈領域がありま
す。⑤の部屋は後大脳動脈領域です。⑥と⑦の部屋は中大脳動脈領域となります。中大
脳動脈領域はシルビウス裂を超えて、一部分だけ④の部屋に栄養していることがわかりま
す。

　また、④の部屋に白い点線で囲んだ部分があります。これは海馬部分だと学習しまし
た（→p.28）。ここを栄養する血管は、前脈絡叢動脈（anterior choroidal artery）になり
ます。前脈絡叢動脈といえば、内包後脚部を栄養している血管になります。⑤の部屋にあ
るピンクの点線部分は、小脳となります。

　ここでは、主に前大脳動脈、中大脳動脈、後大脳動脈の灌流領域をみてきましたが、注
目しなければならないのは、海馬④部分が内頸動脈から分岐している前脈絡叢動脈です。
前脈絡叢動脈は内頸動脈から分岐しています（→p.89）。アンコロ、アンチョロなどと呼
ばれています。

　この血管が閉塞すると多彩な対側の麻痺や感覚障害、半盲などの症状が現れます。前脈
絡叢動脈は視床や外側膝状体に栄養を送っているためです。

血管の支配領域❺ てるてる坊主が見えたら、橋と小脳

→p.30も参照

この画像では側頭葉のみ確認できます。橋と小脳がとても重要でしたね。

〈てるてる坊主が見えたら、橋と小脳〉

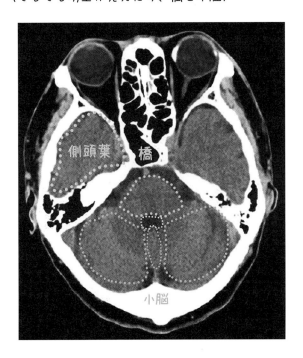
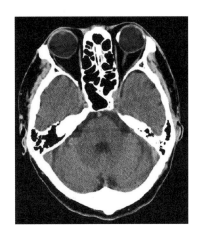

　この画像の血管の支配領域は、これまで見てきたものと比べて、栄養する血管がとても多くなってきます。

〈てるてる坊主が見えたら、橋と小脳の血管支配領域〉

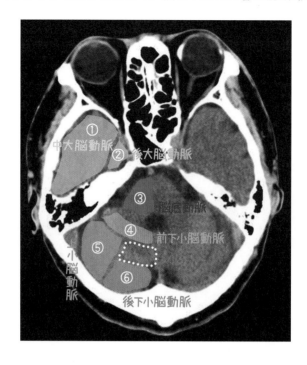

側頭葉部分は、ほんの一部分（②）だけ**後大脳動脈**によって栄養を受けています。その他は**中大脳動脈領域**になります（①）。てるてる坊主の頭の部分は橋であり、ここは**脳底動脈**（③）から栄養を受けています。

④⑤⑥部分にはランドマークと呼ばれるものがないため、ざっくりと覚えるとよいでしょう。④は**前下小脳動脈**、⑤は**上小脳動脈**、⑥は**後下小脳動脈**から栄養を受けています。④⑤⑥に挟まれた白い点線部分は、これら小脳系動脈の境界領域となります。後下小脳動脈は**椎骨動脈**から分岐しています。そのほかの小脳に栄養する血管は、おおよそ**脳底動脈**から分岐し栄養しています。

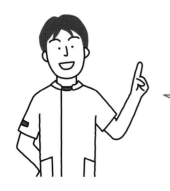

これら脳血管の支配領域を理解しておくと、「どの血管が閉塞しているのか？」がわかり、「この血管が閉塞しているから、この部分も脳梗塞が拡大する！」といったように考えることができます。

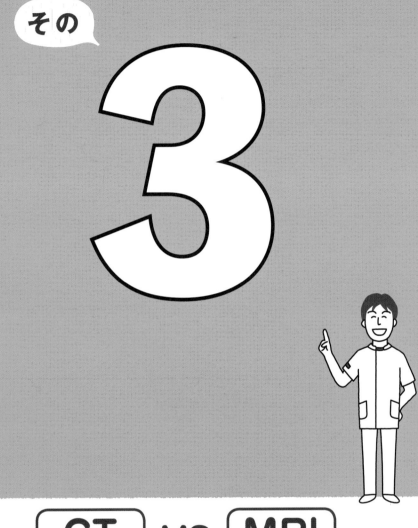

その

3

CT vs MRI
脳画像の特徴

画像の特徴を知れば、アセスメントの幅も広がります。

例えばMRIにはいろいろな撮像方法があります。でも、すべての特徴を知ろうとしても難しいと思うだけ！　ここでは、私たち看護師が臨床で最低限知っておかなければならないことを中心に学んで、頭を少し整理してみます。画像の特徴を知れば、「今、何を見るべきか？」がわかり、次の予測につながっていきます。

1 CTには どんな特徴があるの？

CTはcomputed tomographyの頭文字をとっています。説明をする必要がないほど、私たち医療従事者にとっては身近な検査機器です。

CTはX線（放射線）を使用してコンピューターで画像を解析したものですが、特徴は何といっても、撮像時間が短いということです。昔は1つのスライスを解析してコンピューター上に画像が映し出されるまで、数分待たなければいけなかったと医師が教えてくれました。

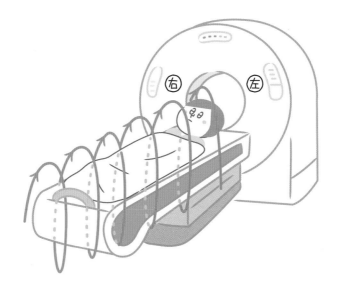

X線で身体のまわりをらせん状に照射して画像をとらえます。

X線は放射線の1つです。ほかに、ガンマ線（γ）やアルファ（α）線などと呼ばれるものもあります。

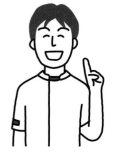

X線を発見した博士の名前がレントゲンといい、敬意を込めてX線を使用して撮像したものをレントゲン写真ともいっていましたが、正確な名称は「X線写真」です。

CTは主に、**出血の発見**でその本領を発揮します。**出血病変は白く映し出され**、脳梗塞は黒く映し出されます。

〈CTの正常画像〉

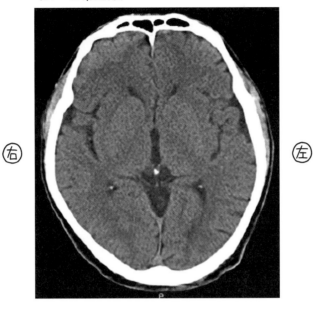

⦿右　　　　　　　　　　　　　　　　　　　　　　⦿左

〈CTの 出血 画像〉

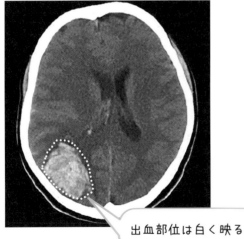

出血部位は白く映る

〈CTの 脳梗塞 画像〉

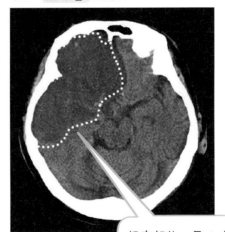

梗塞部位は黒く映る

しかし、CTは梗塞部位が黒く映し出されるまでは時間を要するため、脳梗塞が疑われる場合はMRIが選択されます。

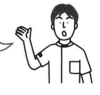

CTで脳梗塞が黒く映し出されるのは発症から6時間ほど経過した後といわれていますが、正直医師に教えてもらってようやく「黒いかな?」と感じる程度です。24時間経過すると、はっきりとわかります。

2 MRIにはどんな特徴が あるの？

CTには放射線が使用される一方、MRIでは放射線は一切使用しません。MRIは磁気共鳴画像（magnetic resonance imaging）といい、原理は少々複雑です。簡単にいうと磁石の力を利用して撮像します。

小学生のころ行った磁石の実験を思い出してください。磁石にはS極とN極があります。例えば棒磁石を半分に折るとどうなるでしょうか。半分に折った棒磁石もS極とN極に分かれます。さらにその棒磁石を半分に折っても、やっぱりS極とN極に分かれます。

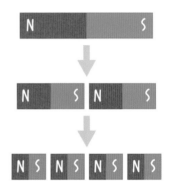

棒磁石を折ると、
それぞれS極とN極に分かれる

では、世界最小の磁石は何かというと、それは電子です。

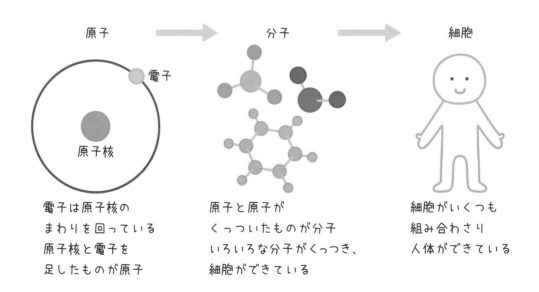

原子　　　分子　　　細胞

電子は原子核の
まわりを回っている
原子核と電子を
足したものが原子

原子と原子が
くっついたものが分子
いろいろな分子がくっつき、
細胞ができている

細胞がいくつも
組み合わさり
人体ができている

つまり、世界最小の磁石の結合体が、私たち人間の身体といえます。

MRIのしくみ

例えば体育館に1,000人の人がいるとします。この1,000人はそれぞれがまったく違う動きをしています。これら不規則な動きをしている1,000人からメガネをかけた１人を探してみます。簡単には見つかりませんよね。では、より簡単に見つけるにはどうしたらよいでしょうか？

その１つの方法が、整列させることです。例えばバラバラの1,000人を整列させる場合、まずは男性と女性に分けます。次に男性の中でもメガネをかけている人、かけていない人を分けていきます。女性も同様に分けていきます。

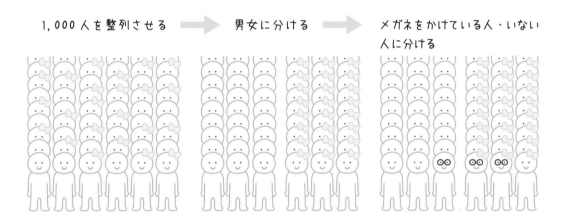

この整列させる方法がMRIの原理と考えると、イメージしやすいでしょう。身体の中でバラバラの信号を出している細胞を、磁石の力を借りて一度きれいに整列させてみる。すると、まわりと違うもの（病変部）が目立つというしくみです。

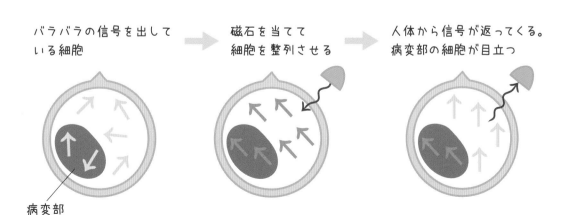

MRIの撮像方法

　MRIはCTと違い、さまざまな撮像方法があります。MRIの場合、体内の微弱な電気信号をキャッチし画像をつくり出すので、正確には「撮像」といわれます。T1、T2、T2*（T2star）…などと呼ばれ、こうした撮像方法の違いが私たちを少し混乱させますが、画像の見方の基本は変わりません。

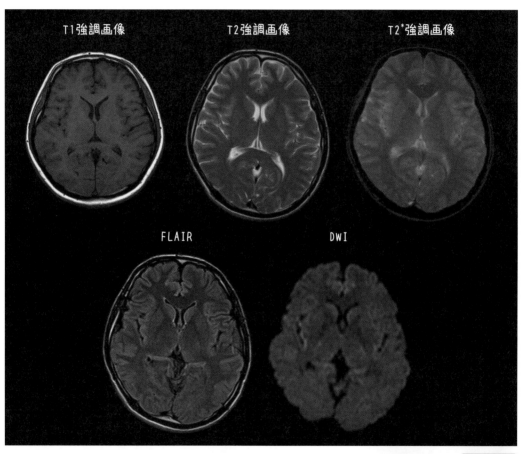

T1強調画像　　T2強調画像　　T2*強調画像

FLAIR　　DWI

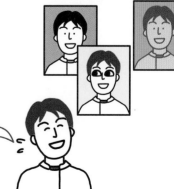

私たちが使用するカメラでも、
さまざまな機能がありますね。白黒にしたり、
セピア色にしたり、背景をぼかしてみたり、
目を大きくしたり。コンピューターの技術が進み、
いろいろな撮像方法ができるのです。

MRIの撮像方法別の見え方

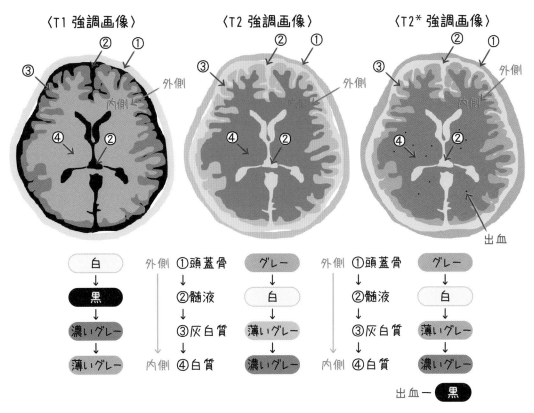

〈T1 強調画像〉

	外側		外側	
白		①頭蓋骨		
↓		↓		
黒		②髄液		
↓		↓		
濃いグレー		③灰白質		
↓		↓		
薄いグレー	内側	④白質		

〈T2 強調画像〉

外側		
	①頭蓋骨	グレー
	↓	↓
	②髄液	白
	↓	↓
	③灰白質	薄いグレー
	↓	↓
内側	④白質	濃いグレー

〈T2* 強調画像〉

出血

①頭蓋骨		グレー
↓		↓
②髄液		白
↓		↓
③灰白質		薄いグレー
↓		↓
④白質		濃いグレー

出血 ─ 黒

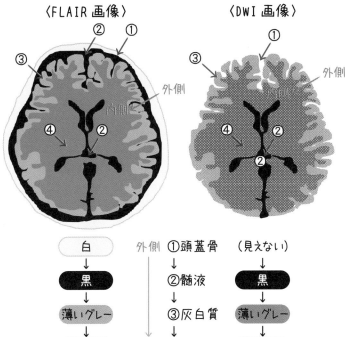

〈FLAIR 画像〉

	外側		
白		①頭蓋骨	
↓		↓	
黒		②髄液	
↓		↓	
薄いグレー		③灰白質	
↓		↓	
濃いグレー	内側	④白質	

〈DWI 画像〉

（見えない）	
↓	外側
黒	
↓	
薄いグレー	
↓	
濃いグレー	

骨には緻密骨と海綿骨があります。緻密骨は水を含んでいないので、黒く写ります。海綿骨には骨髄がつまっており、特に成人では脂肪などの成分があるため白く写ります。ここでの骨は海綿骨として白とわかりやすくします。多少の違いはありますが、どの撮像方法でも骨は白に近い色となっていることがわかります。しかし、ポイントは骨ではなく髄液（水）です。撮像方法によって「髄液がどのように見えるのか？」を覚えるようにしましょう！

T1WI;T1 weighted image

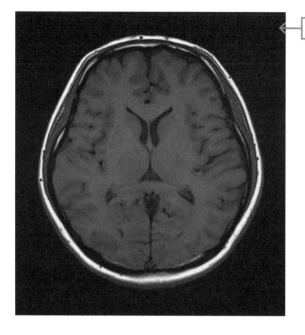

> **ポイント！**
>
> T1は灰白質が濃いグレーに、白質が薄いグレーに、髄液は黒く映る

　T1はMRIの基本的な画像と覚えてください。脳のしわや髄液など、構造を理解するにはとてもわかりやすい撮像方法です。MRIを学習するならば、まずT1の画像で学習するとよいかもしれません。

　T1強調画像で、脳の表面の濃いグレー部分は、<ruby>灰白質<rt>かいはくしつ</rt></ruby>といいます。その内側の薄いグレー部分は白質といいます。灰白質部分は細胞体の密集部分がそのように見えます。また、白質部分は軸索などの神経線維が密集しているところです。

　T1での灰白質部分（脳の表面）と白質部分（脳の深部）の色が、T2では逆転しますので注目してください。

p.81に撮像方法別の見え方をまとめてみましたが、灰白質や白質は薄いとか濃いとか細かい見え方がありやや混乱します。
しかし、髄液を見るとその特徴が少しわかります。骨が見えないDWIを抜かすと、T2と名前が付くのは髄液が白く写っています。髄液が黒いのはT1かFLAIRですね。

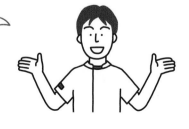

〈T1強調画像で見る灰白質と白質〉

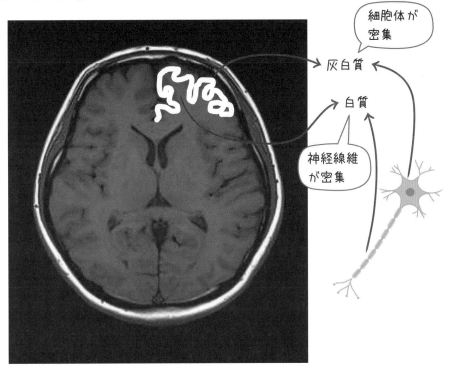

T1は、CT画像とよく似ています。並べてみると、**髄液が黒く映る、脳がグレーに映る**などCTと共通するところがあります。しかし、CTは急性期の脳梗塞を判別しにくいという特徴があります。

〈T1強調画像とCT画像の比較〉

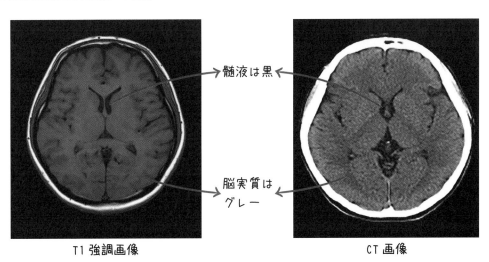

撮像方法② T²（T2強調画像） **ポイント！**

ティー ツー

T2W1；T2 weighted image

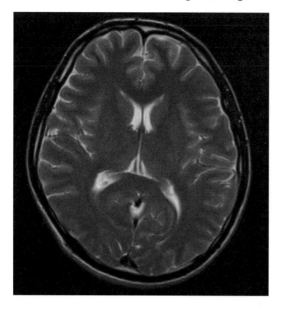

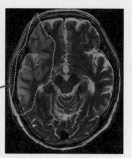

T2は髄液が
白く映り、脳
浮腫を見つけ
やすい

浮腫の部分が白
く膨らんでいる
（囲んだ部分）

　T2では、**髄液部分が白く映り、脳
の部分はグレーというより黒っぽ
く映し出されています。**

　先ほどのT1強調画像と見比べると、
見やすいのはT1の画像ですね。特に
脳溝部分はまわりの髄液が白く映って
いるので、その境目がぼやけて見づらくなっています。

　このように、T2の特徴は髄液が白く映るということです。髄液は水（当然成分はまった
く違います）みたいなものですから、水分が白く映るということです。

　脳で水分というと、**脳浮腫**（→p.97）です。つまり、T2は浮腫を見つけるのにすぐれ
ているといえます。

〈T1とT2の見え方〉

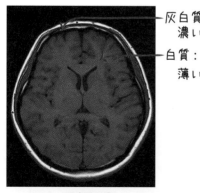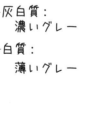

灰白質：
　濃いグレー

白質：
　薄いグレー

T1 強調画像

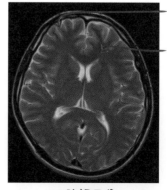

灰白質：
　薄いグレー

白質：
　濃いグレー

T2 強調画像

　T1とT2の灰白質（脳の表面）と白質（脳の深部）の色の違いに注目してください。
　前述したように、T1は灰白質部分が濃いグレーで白質部分が薄いグレーでした。T2は

灰白質部分が薄いグレーに対して、白質部分が濃いグレーとなっています。

　T1画像に注目すると、灰白質というぐらいなのでグレーなんですね。一方、白質は白ではないものの、灰白質部分より白っぽく見えます。

　T1は基本画像と呼ばれるように、脳の名前と画像の色が一致しているのがわかります。「T1の反対がT2」と考えると、わかりやすいと思います。

撮像方法❸ T2* （T2*強調画像） **ポイント！**

T2*W1；T2 star weighted image

T2*はマイクロブリーズ（微小出血）を見つけやすい

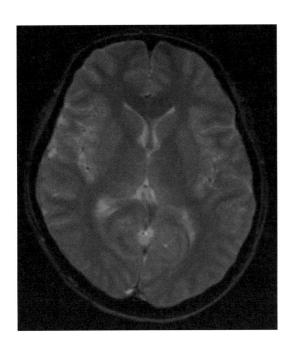

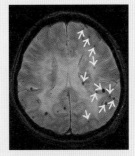

注）右脳のマイクロブリーズを探してみてください。

　T2*は髄液部分が白いという特徴があり、T2強調画像の弟分といえます。しかし、T2に比べT2*は髄液（水）の白さがそれほど鮮明ではありません。浮腫を見つけるならT2のほうがよいでしょう。

〈T2強調画像の見え方〉　　　〈T2*強調画像の見え方〉

髄液が白い

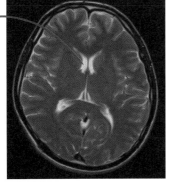

比べてみると

T2*はそれほど白くない

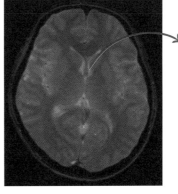

では、T2*は何のための画像でしょうか？　ずばり微小出血を見つけるための専門画像です。微小出血はマイクロブリーズ（microbleeds）と呼ばれています。このT2*は出血部位を黒く映し出します。

> T2*といえばマイクロブリーズ、
> マイクロブリーズといえばT2*です！
> CTでは見つけることができなかった小さな古い
> 出血も、T2*は見つけることができるんです！

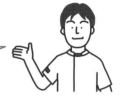

撮像方法④　FLAIR（水抑制画像）
<ruby>フ<rt></rt></ruby>レ<ruby>ア</ruby>
fluid attenuated inversion recovery

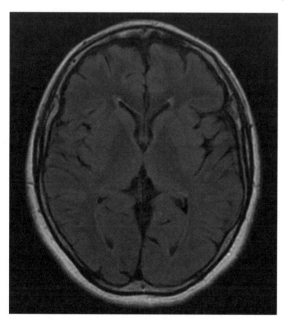

ポイント！
T2と似ているが、髄液は黒く映る

　水抑制とは、水の部分を黒くするという意味です。脳の中で水といえば、髄液です。

　FLAIRもT2の兄弟といえます。T2と同様に灰白質部分が薄いグレー、白質部分が濃いグレーになっています。しかし、髄液部分は黒いのがわかります。これがT2との違いです。T2とその弟分のT2*と比べても、脳溝（脳のしわ）がくっきりわかるぶん、灰白質部分や白質部分もはっきりと見えます。

　このあと説明するDWIとFLAIRの所見の違いから、脳梗塞の発症時間を特定できる可能性があるとされています。これをDWI-FLAIRミスマッチといいます。

撮像方法⑤ DWI（拡散強調画像）
ディフュージョン

diffusion-weighted image

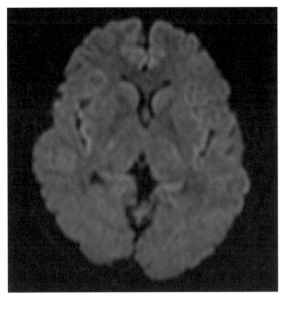

ポイント！

DWIには骨が映らない・脳梗塞の急性期に有用

梗塞部分が白く光っている

DWIはMRIで唯一骨が映っていないことが特徴です。そのため、何よりも**脳梗塞が白く描出**されます。

前述したように、CT画像で脳梗塞（黒く）として検出されるには発症から6時間ほどの経過が必要ですが、このDWIの場合、最短時間は39分ほどで変化がわかるともいわれています（6時間以内での陽性率は90％以上）。**DWIは脳梗塞の急性期、CTは出血に強い！**と覚えておきましょう！

ちょっとレベルアップ

　脳神経領域で行われる検査の中でも、血管エコーは比較的多く行われる検査です。ここでは血管エコーで見るべき2つのポイントを解説します。

IMT（intima media thickness：内膜中膜複合体厚）

　血管の内膜と中膜をIMC（intima-media complex：内膜中膜複合体）といい、その厚さを測定したものがIMTです。正常値は1.0mm以下であり、1.1mm以上の厚さは動脈硬化を示す1つの指標となっています（年齢によってその正常値（基準値）が変わります）。

〈血管の構造（イメージ）〉

内皮細胞
動脈
内膜
中膜
外膜

PSV（PS）（peak systolic velocity：収縮期最高血流速度）

　収縮期における最大血流速度のことです。PSVが高い値を示すと血管が狭窄していると判断されます。

3 MRAの基本的な見方

　MRA（MR angiography）は、MRIの技術により、造影剤などを使用しなくても血管を描出できる検査です。

　立体的に血管を描出できるため、どの方向から見ているものかによって、血管の走行が違って見えます。ここでは各方向から描出されたMRA画像を見て、どの血管かを覚えましょう。

MRA正面画像

　正面から見た脳血管の画像ですが、私たちがこれまで学習してきた、イラストでの血管と実際の見え方が違うのがわかります。特に紫色の椎骨動脈は左右非対象に見えます。経験的には左右対象に見えるほうが珍しいかもしれません。

この画像の血管を色分けしてみると…

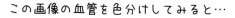

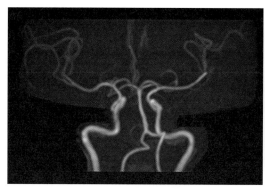

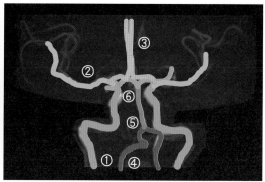

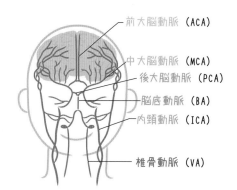

前大脳動脈（ACA）
中大脳動脈（MCA）
後大脳動脈（PCA）
脳底動脈（BA）
内頸動脈（ICA）
椎骨動脈（VA）

①内頸動脈　　ICA、IC(internal carotid artery)
②中大脳動脈　MCA、MC(middle cerebral artery)
③前大脳動脈　ACA、AC(anterior cerebral artery)
④椎骨動脈　　VA(vertebral artery)
⑤脳底動脈　　BA(basilar artery)
⑥後大脳動脈　PCA(posterior cerebellar artery)

MRA横画像

　左側から見ているMRAです。水色の内頸動脈が一度前方に大きく飛び出しているのがわかります。この部分から眼動脈が眼のほうへ向かって伸びていきます（ここでは見えません）。また、内頸動脈の終末枝からは後方へ向かって前脈絡叢動脈が伸びます。前脈絡叢動脈は錐体路が通る内包後脚部を栄養しています。

この画像の血管を色分けしてみると…

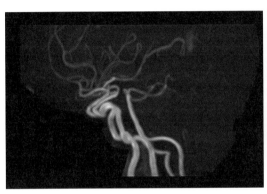 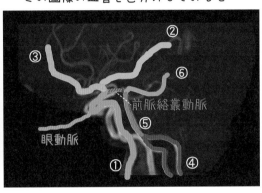

MRA底面画像

　脳血管を頭蓋骨の底の部分から見ている画像です。ウィリス動脈輪が有名ですが、MRAでは前方循環と後方循環が独立しているように見えてしまいます。

この画像の血管を色分けしてみると…

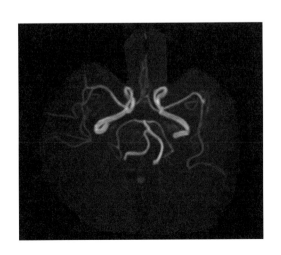 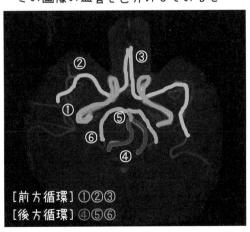

血管の形もそうですが、ここで示した
「大きな血管が見えているのか？　細くないのか？」に注目してください。
まずは見え方の正常を理解することです。

MRAを看護にどう活かす？

　右脳梗塞で入院となった患者さんのMRIを見てみましょう。梗塞部位は点線で囲んだ部分です。

〈入院時のMRI画像（DWI）〉

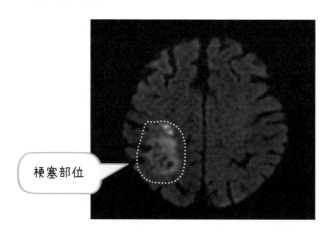

同じ日のMRAも見てみましょう。

〈入院時のMRA正面画像〉

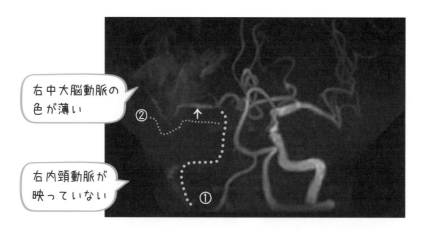

　右の内頸動脈が映っていません（①）。右内頸動脈閉塞症の患者さんのMRAになります。②を見ると、右中大脳動脈と思われる血管が映っていますが、左側と比べると、色が薄いことがわかりますし、中大脳動脈も末端部まで映し出されていません。本来、右内頸動脈から十分に血流が送られる中大脳動脈ですが、**右内頸動脈が閉塞していることによって、血流が乏しくなっている**ことが予測できます。

この患者さんは3日後に意識レベルの低下と麻痺が悪化しました。そのときに撮像したMRIを見てみましょう。

〈3日後のMRI画像（DWI）〉

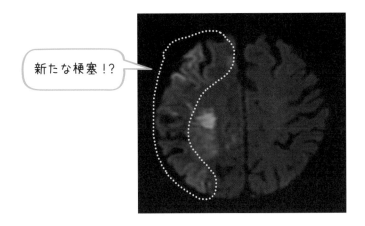

入院時の脳梗塞部分とは違う部分に、新たに脳梗塞ができているように見えます（点線で囲んだ部分）。しかし、この新たに脳梗塞となっているように見える部分は、もしかすると現在のものではないかもしれません。3日前に撮像したMRI画像には映し出されていなかった脳梗塞が、3日経過してはっきりした可能性があります。

そこで、MRAも見てみます。

〈3日後のMRA正面画像〉

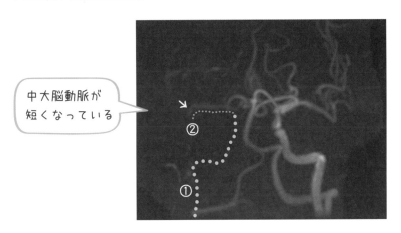

右内頸動脈（①）はもともと描出されていませんでした。中大脳動脈（②）は明らかに短くなっているのがわかります。

91

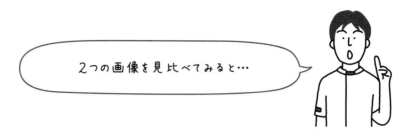

2つの画像を見比べてみると…

〈MRAの比較（正面）〉

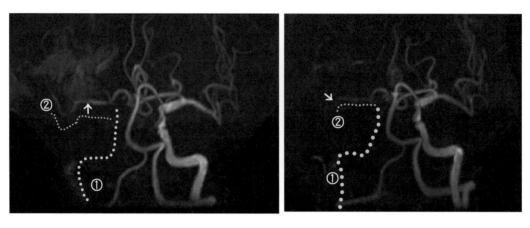

初回来院時　　　　　　　　　　　　　　3日後

　ここから、p.91のMRIで見た脳梗塞部分の拡大は、中大脳動脈の閉塞により発生したのではないか？　と予測することができます。

　そこで、血栓がまだ飛んでいるのか？　血圧低下などが原因で脳血流が低下しているのか？　そのような視点で患者さんをみると観察点や注意点が明確化されます。

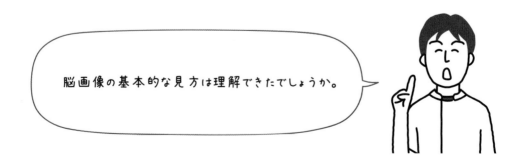

脳画像の基本的な見方は理解できたでしょうか。

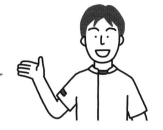

私がこの患者さんについて
「頭の中で考えたこと」を
整理してみます。

入院時

- もともと右内頸動脈が閉塞している患者さん。
  右脳梗塞が出現しているが範囲はそれほど大きくはない。
- MRAを見ると右中大脳動脈はなんとか描出されているのは、
  他の血管から血流が補われている結果だろう……。
  だから、いつ脳梗塞が拡大するかわからないな。

3日後

- 意識レベルの低下や麻痺が悪化しているとの情報。
  大きなバイタルサインの変化はない……。
- MRIを見ると脳梗塞部分が拡大している。
  でも……前回（3日前）に映し出されていなかった部分が
  はっきりしただけかもしれない。MRAを見てみよう。

MRA確認後

- 前回より映し出されている中大脳動脈が短いかな？
  やはり、この脳梗塞は新たに中大脳動脈が閉塞したものが
  原因かもしれない。
- 医師はどのような決定をしていくかな？
  再度治療（補液や治療薬）を行うかな？
  現状の治療が現在行える最大限と判断するかな？
  治療を行うのであれば治療を行える環境の整備をしなければ…。
  家族への説明もしなければならない……。
- 中大脳動脈が閉塞したのであれば、もっと広範囲の
  脳梗塞が考えられる。脳浮腫が悪化したのかも……。

このように、アセスメントや今後の対応に関して予測を立てることができます。

閉塞している脳血管がわかるようになると、脳梗塞の範囲を予測することにつながります。例えば、「閉塞している血管のわりには、脳梗塞部分が小さすぎる。今後もっと広範囲の脳梗塞になるだろう」などと考えることができるようになります。

ナースが画像を見るポイントは、「ざっくりと！」

説明してきたように、脳血管の支配領域を理解するポイントとしては、何かしらのランドマークを見つけることです。おおまかに線を引いたり半分にしてみたりすると、複雑な血管支配も少しだけ理解が進みます。

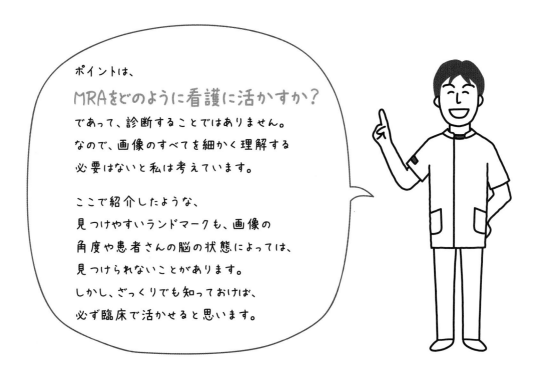

ポイントは、
MRAをどのように看護に活かすか？
であって、診断することではありません。
なので、画像のすべてを細かく理解する
必要はないと私は考えています。

ここで紹介したような、
見つけやすいランドマークも、画像の
角度や患者さんの脳の状態によっては、
見つけられないことがあります。
しかし、ざっくりでも知っておけば、
必ず臨床で活かせると思います。

画像の知識を看護にどう活かせばいいのか、「その4」で詳しくみていきましょう。

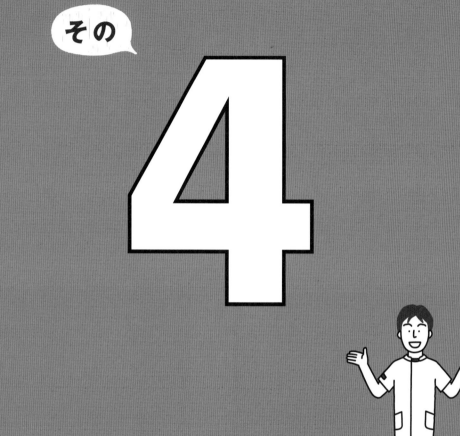

その **4**

画像をケアに活かす

脳卒中と脳画像あれこれ

勉強しただけで終わらずに、画像をたくさん見てください。すると自然と人が集まってきます。そこからみんなで学習しましょう！　ここでは、症例に出てくる病棟のスタッフになったつもりで、「次に何が考えられるのか」「何をしたらよいのか」を一緒に考えていきましょう。

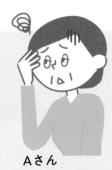

ケース①

めまいを訴えたら小脳の病変を疑う！
"小脳は脳幹と接している"がポイント！

Aさん
- 70歳代女性
- 主訴は眩暈

病変部は？

　眩暈とはめまいのことですが、めまいといえば……小脳（→p.64）ですね。まずは次の画像を見て、CTかMRIかはわかりますか？

〈Aさんの画像〉

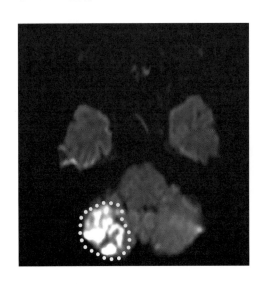 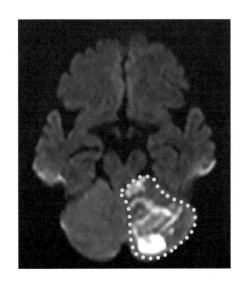

　これらはMRIの画像です。MRIの中でもDWI（→p.87）という撮影方法になります。

　DWIの特徴は骨が見えないことです。もう1つ、最大の特徴は脳梗塞が白く発色することです。

　つまり、この画像は脳梗塞ということになります。画像から、右の小脳と左の小脳に脳梗塞があることがわかりますね（点線で囲んだ部位）。

病態は？

脳梗塞だと判断できたら、次は「脳梗塞の病態は何か？」を考えましょう。

脳梗塞には3つの種類があります。

①
心原性脳塞栓症

②
アテローム血栓症

③
ラクナ梗塞

では、これら3種類のうち最も重症化しやすいのはどれでしょうか？　答えは**心原性脳塞栓症**です。

① 心原性脳塞栓症

心原性脳塞栓症のポイントは**脳浮腫**です。脳組織へのダメージにより、脳細胞そのものが水を吸い込んでしまうことで、脳浮腫となることがあります。また、血管から滲出液が漏れ出てしまう脳浮腫もあります。これらの脳浮腫は、どんな脳の病気でも発生する可能性があります。

心原性脳塞栓症では、心臓内で発生した血の塊（血栓）が突然脳の血管を閉塞させます。この「突然」がポイントです。**突然脳への血流が絶たれることで、脳浮腫が一気に進みます。**

また、閉塞した部分以降の血管はもろくなり、**出血性変化へと移行しやすい**のが特徴です。

〈心原性脳塞栓症のイメージ〉

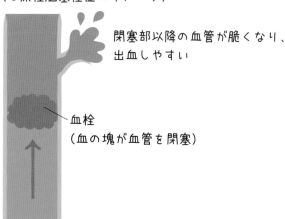

閉塞部以降の血管が脆くなり、
出血しやすい

血栓
（血の塊が血管を閉塞）

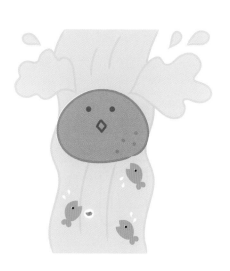

❷ アテローム血栓症

アテローム血栓症では、血管の内腔が脂肪などの蓄積（プラーク）により徐々に狭くなっていきます。その狭くなった血管が、やがて血栓などで閉塞します。

しかし、狭くなった血管の内腔は突然狭くなるのではなく、長い年月をかけて徐々に狭くなっていきます。その過程でできるのが、**側副血行路**です。

血管本体の内腔が閉塞したとしても、側副血行路があることによって血流は少ないですが維持はされます。そのため脳浮腫も急激には進みません。

〈アテローム血栓症のイメージ〉

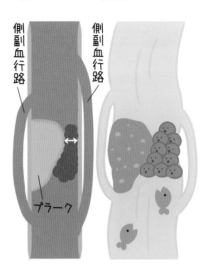

❸ ラクナ梗塞

ラクナ梗塞は、脳の奥に向かう細い血管が閉塞することによって生じます。脳浮腫はそれほど急激に広範囲に起こりません。

〈ラクナ梗塞のイメージ〉

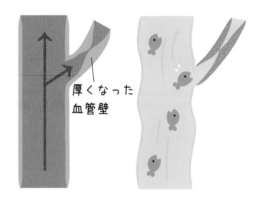

脳浮腫が一気に進むか、徐々に進むかは、脳梗塞の病態によっても変わってきます。アテローム血栓症でも、大きな脳梗塞となれば重症化することが考えられます。

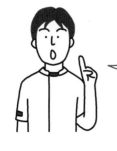

脳梗塞の病態は、医師に確認しましょう。
Aさんは、最も重症化しやすい
「心原性脳塞栓症」という診断でした。

どの血管が閉塞している？

次にMRAを見てみましょう。どこの血管かわかりますか？

〈Aさんの MRA〉

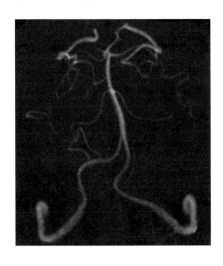

〈椎骨動脈系〉

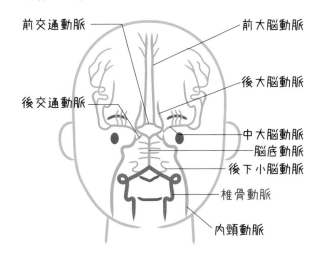

前交通動脈
前大脳動脈
後大脳動脈
後交通動脈
中大脳動脈
脳底動脈
後下小脳動脈
椎骨動脈
内頸動脈

この画像に写っているのは、脳の後方部を循環する**椎骨動脈系**です。椎骨動脈からは**後下小脳動脈**が出ています。Aさんの場合、右の後下小脳動脈と左の小脳動脈が閉塞しているとの診断でした。

脳の障害部位は？

おおよその支配領域を画像内に示します。血管の閉塞部位から、**脳のどの部分が障害を受けるのか**がわかります（→p.66）。逆にいえば、脳の障害部位から、**どの血管が閉塞しているのか**もわかるということです。

〈小脳の血管支配領域〉

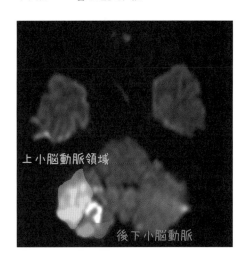

上小脳動脈領域

後下小脳動脈

出血の有無は？

　DWIで白く発色したら、そこは脳梗塞になっています。このとき、もう1つ脳の画像を見るようにしましょう。その画像がT2*です。

　T2*はマイクロブリーズ（微小出血→p.85）の所見を見るのに有用です。T2*で出血の有無も確認するように癖をつけるとよいかもしれません。

　それでは、DWIとT2*を見てみましょう。黒い部分が血液を表しています。DWIの脳梗塞に一致して出血していることがわかります。これが出血性梗塞です。

MEMO　自分で気づかないぐらいの小さな出血です。これがあると脳出血のリスクが高くなるといわれていますが、明確な根拠はありません。
　　　ただし、微小出血があるということは脳血管がもろくなっているため、やはり出血のリスクを考えながらケアしたほうがよいと思います。

〈AさんのDWIとT2*〉

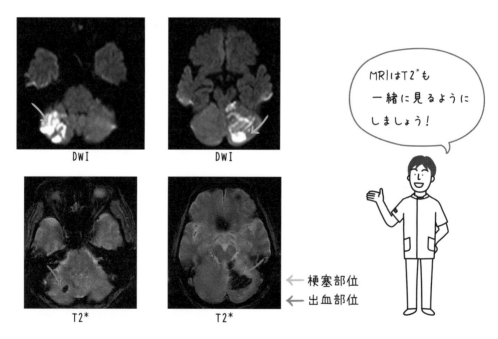

MRIはT2*も一緒に見るようにしましょう！

DWI　　　DWI

T2*　　　T2*

← 梗塞部位
← 出血部位

── **ここまでの情報から考えられること** ──

❶　心原性脳塞栓症であり、重症化しやすい脳梗塞である
❷　心原性脳塞栓症の治療は、抗凝固療法が中心である
❸　抗凝固療法を行うが、出血性梗塞が脳画像上で見られている
❹　脳梗塞の部位は小脳であり、小脳の下面部は後頭蓋窩、上面は小脳テント、前側は第4脳室を挟み脳幹がある

「脳卒中ガイドライン2015［追補2017］」には、高血圧性脳出血の手術適応について「最大径が3cm以上の小脳出血で神経学的症候が増悪している場合、または小脳出血が脳幹を圧迫し、脳室閉塞による水頭症をきたしている場合には手術を考慮する」と示されています[2]。この場合、脳梗塞も同様のことがいえます。

急性水頭症に注意！

これまで説明した画像や病態の特徴から、急性水頭症および脳幹圧迫に関連するバイタルサインに注目しながら観察する必要があります。抗凝固療法が行われている一方、出血性梗塞も合併していることから、血圧の変動にも注意します。

入院時に撮像されたCT画像を見てみましょう。

〈入院時のCT〉

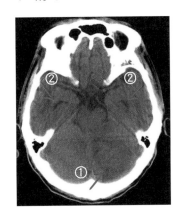
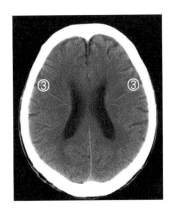

矢印①を見ると、脳梗塞による変化が一部見てとれます。まわりの組織よりやや黒みがかっているのを確認できます。しかし、大切なのはそこではありません。

注目すべきポイントは矢印②、矢印③です。矢印②の部分は側脳室下角部分でした（→p.29）。ここは「ニコニコサイン（マーク）」ともいわれ、水頭症の場合はこのサインが大きくなります。

また、矢印③の部分は側脳室天井部分でした。これは、「ハの字レベル」の部分で学習しました（→p.14）。水頭症では、このハの字にも注目です。

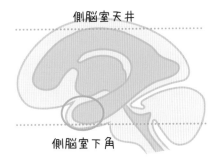

側脳室天井

側脳室下角

101

入院翌日のCTを見てみましょう。

〈入院翌日のCT〉

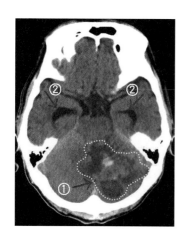
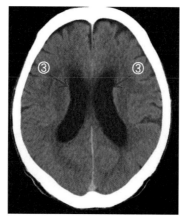

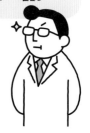

この時点で医師が
CTを見る目的は、

● 脳梗塞、出血性梗
　塞の状態の再確認
● 水頭症の確認

　まずは、脳梗塞と出血性梗塞の状態を確認します。矢印①の部分は、入院時の画像より
さらに黒くはっきりしてきました。また、一部出血したあとも見られます。脳幹部への圧
迫はどうでしょうか？

　次に水頭症を確認してみます。矢印②では側脳室下角部分が大きくなっているのがわか
ります。矢印③の側脳室天井部分は、ハの字がくっきり太く見えます。いわゆる水頭症で
す。

ケース① のまとめ

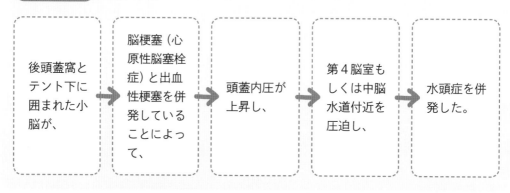

と考えられます。「脳卒中ガイドライン2015［追補2017］」にあるように、脳梗塞が主体
の病態でも、脳幹を圧迫し水頭症を併発している場合は手術の適応となります。

ケース②

軽い麻痺でも注意が必要！
BADタイプか否か？
その所見画像は何枚に
わたっている？

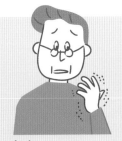

Bさん
● 60歳代男性
● 主訴は左手に麻痺

病変部は？

これはMRIのDWI画像です。DWIは骨が映し出されないのが特徴でしたね（→p.87）。
どこに異常があるのか、わかりますか？

〈Bさんの画像〉

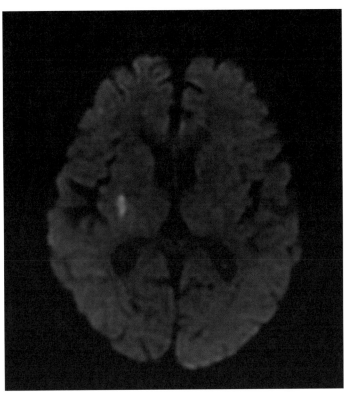

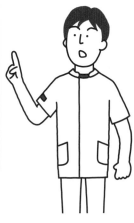

病態は？

　右側の内包近くに白く映し出されている場所が異常な部分です。DWIで白く発色するのは脳梗塞です。この画像では、おおよそ被殻の位置が白く発色しています。

　被殻を栄養する血管はレンズ核線条体動脈であり、中大脳動脈から分岐する細い血管です。このような脳の奥へ向かう細い血管を穿通枝といいます。

　穿通枝が破綻すると脳出血、穿通枝が閉塞するとラクナ梗塞です。したがって、Bさんはラクナ梗塞と診断できます。

　ラクナ梗塞の中でもBADタイプと呼ばれる脳梗塞があります。BADタイプとは、穿通枝の入り口で血管が閉塞してしまう病態です。

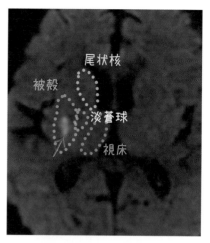

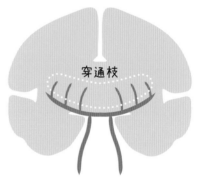

穿通枝

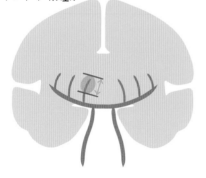

〈ラクナ梗塞〉

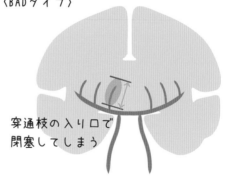

〈BADタイプ〉

穿通枝の入り口で
閉塞してしまう

ちょっとレベルアップ

　BADは、branch（枝）atheromatous（アテローム）disease（病気）の頭文字をとっています。「穿通枝が、アテロームが原因で閉塞する」病気です。穿通枝の梗塞ということでラクナ梗塞ともいえるし、アテロームが原因ということでアテローム血栓症ともいえます。ラクナ梗塞とアテローム血栓症の中間というイメージです。

BADの呼び方
○ ビーエーディー
× バッド

この図からもわかるようにBADタイプの場合は縦に長い脳梗塞となります。これらを鑑別する必要があります。

　ただし、何度もいうように、診断すること、鑑別することは医師の仕事であり、私たちの役割は診断することでもなく、鑑別することでもありません。

　Bさんの脳画像を見てみましょう。

〈BADタイプのBさんのMRI〉

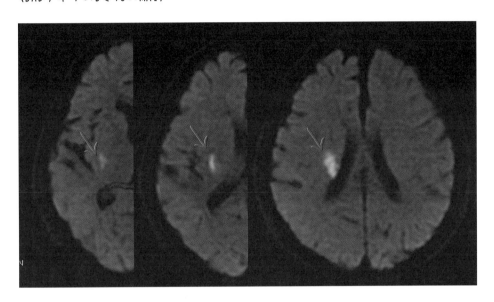

　BADタイプは、画像上1.5cm以上の脳梗塞として現れます。つまり**5mmのスライス画像のうち3枚以上に連続して梗塞所見が見られれば、BADタイプと考えることが**できます。

MEMO 画像は5mmの厚さでスライスされることが多いです。

── **ここまでの情報から考えられること** ──

❶　ラクナ梗塞は穿通枝の梗塞であり、症状は軽い
❷　脳梗塞にはBADタイプと呼ばれるものがある
❸　BADタイプは進行性の麻痺に注意が必要

　軽い麻痺であると、臨床では少々安心してしまいがちです。しかし、進行する症状には何らかの手を打つ必要があります。画像を見て3枚にわたり脳梗塞が出現しているということは、麻痺が進行する可能性があります。

対応と治療法は？

　BADタイプはラクナ梗塞の一種ではありますが、アテローム血栓症に準じた治療が行われます（→p.104「ちょっとレベルアップ」参照）。このように一般的なラクナ梗塞の治療とBADタイプの治療方法はまったく違うので、鑑別が必要になります。

　BADタイプの脳梗塞の一番の特徴は「進行性の麻痺」です。入院当初は軽い麻痺であっても、経過を追うごとに麻痺が進行していく場合もあります。これら進行していく麻痺に関しては、決定的な治療方法はないとされていますが、補液を増量するといった治療がみられます。

　また、当初はラクナ梗塞と診断されている患者さんであっても、BADタイプの脳梗塞へ移行する場合もあります。そのときには前述したように治療が変更されるので、医師への報告が必要です。

ケース② のまとめ

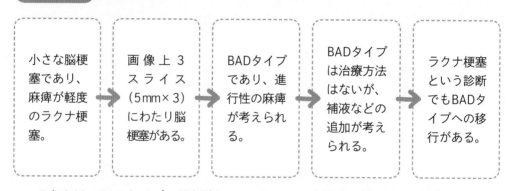

| 小さな脳梗塞であり、麻痺が軽度のラクナ梗塞。 | 画像上3スライス（5mm×3）にわたり脳梗塞がある。 | BADタイプであり、進行性の麻痺が考えられる。 | BADタイプは治療方法はないが、補液などの追加が考えられる。 | ラクナ梗塞という診断でもBADタイプへの移行がある。 |

　Bさんは、BADタイプの脳梗塞で、アテローム血栓症に準じた治療が行われ、幸いにも麻痺が進行しませんでした。BADタイプと診断されたからといって、必ずしも麻痺が進行するとは限りません。

　注意すべきポイントはラクナ梗塞とBADタイプとの鑑別です。ただし、ここでいう鑑別とは、診断することではありません。経過を追いながら、BADタイプへの移行を見逃さないことが重要です。

　ラクナ梗塞と診断されても、BADタイプへ移行することもあると念頭におきましょう。ラクナ梗塞では麻痺の症状が軽いと思いがちですが、その思い込みに落とし穴があります。

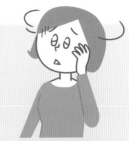

ケース③

眼の動きをアセスメント
その根拠に画像を使う！

Cさん　● 40歳代女性
　　　　● 主訴は眩暈

病変部は？

　Cさんは眩暈を訴えて近くの耳鼻科を受診しました。しかし、耳鼻科的には問題がないとのことで脳神経外科を受診することとなりました。

　Cさんの画像を見てみましょう。

〈Cさんの画像〉

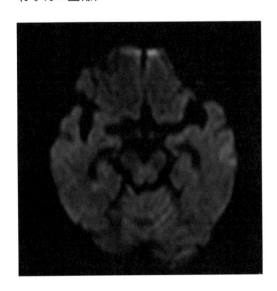

〈Cさんのバイタルサイン〉

　呼吸 ：14回/分
　SpO₂ ：99%
　血圧 ：144/86mmHg　脈 ：88回/分
　JCS：I-0　GCS：E4V5M6＝15

　これはMRIのDWI画像です。DWIが用いられているということは脳梗塞を疑っています（→p.87）。眩暈を訴えることから、小脳の病変を疑いました。

　しかし、医師からも脳梗塞やそのほかの病変を疑わせる所見がないとの診断でした。

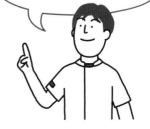

一般的なバイタルサインを見た限りでは、何か問題となるような数値はありません。若干血圧が高いかな？くらいです。

神経所見は？

Cさんに麻痺はありませんでしたが、救急外来の看護師は神経所見として、眼球運動障害があることを認識していました。

左眼は外転できるものの、右眼は内転できません。おそらく眩暈は、焦点が合わないことで生じていたと考えられます。

〈Cさんにみられた眼球運動障害〉

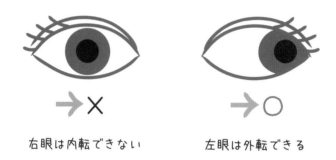

右眼は内転できない　　　　　左眼は外転できる

解剖生理の復習❶ 内側直筋

眼球には眼球を動かす筋肉がついています。右眼を内転させる筋肉は内側直筋です。内側直筋が収縮することによって右眼は内側に向きます（内転）。

内側直筋は動眼神経により支配されています。Cさんの右眼は、内側直筋を支配している動眼神経に障害が生じている可能性があります。

〈眼球に付着する筋肉〉

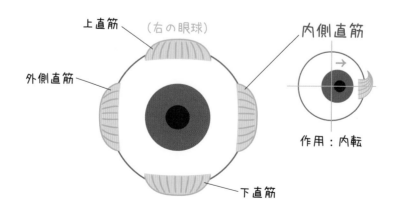

解剖生理の復習 ❷　動眼神経

　動眼神経は脳から直接出発する末梢神経です。12対ある脳神経の1つとして有名ですね。

　動眼神経には大きく2つの役割があります。1つは自分の意思で眼球を動かす運動系の役割、もう1つは自分の意思で動かすことができない**自律神経系**の役割です。対光反射は自分の意思にかかわらず起こるので、自律神経系（副交感神経）です。

〈動眼神経の枝分かれ〉

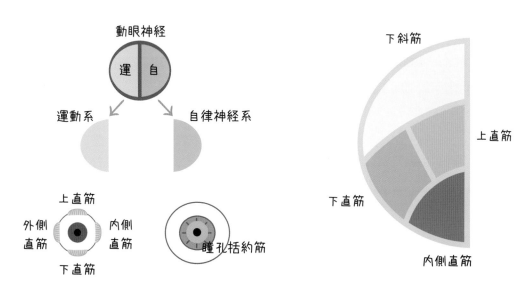

動眼神経を輪切りにしてみると…

運動系を拡大してみると…

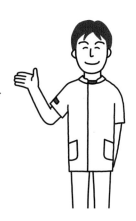

この図はあくまでもイメージです。
配置は気にしないでください。
動眼神経の運動系は、「どこの筋肉に向かうのか」
が分かれていることをおさえておきましょう。

❶ Cさんは眩暈を訴えている

❷ MRIの検査では異常所見は見当たらない

❸ バイタルサインの異常もない

❹ 眼球運動に障害が生じている

　DWIでは脳梗塞は白く映し出されます。しかし、白く映し出されている所見はどこにもありません。眼球運動に障害を生じているということは、眼球を動かす神経に異常をきたしているということがわかります。ここでは右眼の内転ができていないので、右の動眼神経に何らかの問題がある可能性があります。右の動眼神経は中脳部分から出発しています。そこを重点的に見ていきます。

その後の対応は？

　Cさんに眼球の運動障害があることを医師に報告すると、次はもう少し薄くスライスをしてのMRI撮像となりました。

〈MRI　DWI　3mmスライス〉

※通常は5mmでスライスしていくのが一般的です。

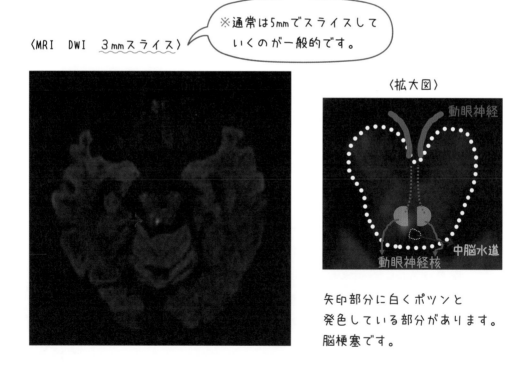

〈拡大図〉

動眼神経

中脳水道

動眼神経核

矢印部分に白くポツンと
発色している部分があります。
脳梗塞です。

次に、冠状断（縦方向に輪切りにしているスライス画像）を示します。

〈MRI　DWI　正面　3mmスライス〉

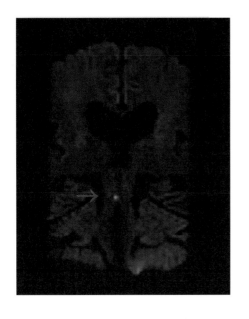

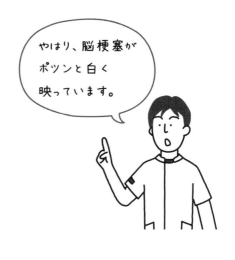

やはり、脳梗塞が
ポツンと白く
映っています。

　Cさんは右眼の内転障害があります。眼球の筋肉につながる筋肉の一部は動眼神経により支配されています。動眼神経は中脳部分（ネズミの耳の付け根）から出ていきますが、その出発する駅が動眼神経核という部分です。

　動眼神経「核」や顔面神経「核」のように、脳神経を学習していると「核」という言葉が頻繁に出てきます。簡単にいうと神経線維が道路だとしたら、核はいわゆる「乗り換え駅」です。電気は駅を乗り継いで目的地まで移動します。

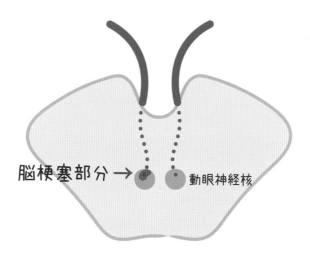

脳梗塞部分→　　　動眼神経核

　Cさんはおそらく、図の矢印部分の内直筋へつながる神経路がピンポイントで障害を受けた可能性があります。

ケース③ のまとめ

| 患者さんは眩暈を訴えていた。 | → | 画像上（MRI）で所見はない。 | → | 実際に出ている神経所見を再度アセスメント。 | → | 眼球運動に障害、特に右眼の内転ができていない。眼球がうまく動かないことで焦点が合わずに眩暈？ | → | 通常5mmスライスのところ3mmスライスで撮像。もう少し薄く輪切りにしてみる。 |

眼球運動障害と、画像上の動眼神経部分の出血が結びついた症例でした。

〈眼球運動障害〉　　　　　　　　　　　　〈動眼神経部分の出血〉

症状と画像上の異常を結びつける！

右眼は内転
できない　　　左眼は外転
できる

＋

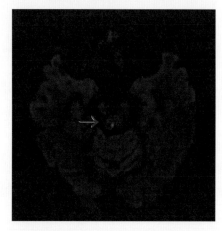

　ここで重要なのは、脳画像はあくまでも私たち看護師でいうところの**アセスメントの1つである**という点です。医師にとっては、診断をする引き出しの1つです。

　もし、最初のMRI（→p.107）の画像のみで「異常がない」と判断されたら、Cさんは脳梗塞が発見されぬまま、眼科受診を勧められたかもしれません。ポイントは、看護師が眼球運動を観察し、神経所見から判断したことといえるでしょう。

画像がすべてではなく、
臨床で行われている神経所見を
しっかり見ることが重要です。

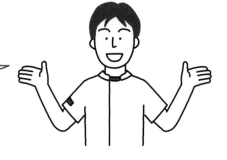

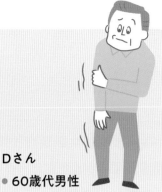

ケース❹

視床出血は水頭症になると ドレーン挿入 モンロー孔や中脳水道に 注目！

Dさん
- 60歳代男性
- 主訴は意識障害、右麻痺

病変部は？

DさんのCT画像です。脳のどこに異常があるか、わかりますか？

〈Dさんの画像〉

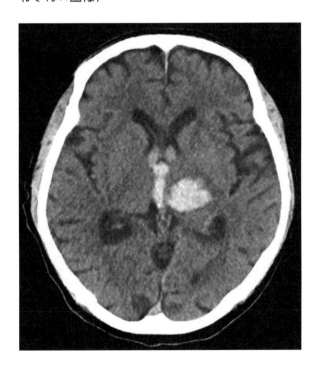

まずはこの画像がYの字のレベルだということはわかるでしょうか？ Yの字が見えたら大脳基底核と視床がわかるはずです（→p.18）。

この画像は左の視床出血です。視床は第3脳室の両脇にあります。この部分は脳出血の約30％を占めています。

視床出血で注意すべきポイント

視床出血の脳画像では、「水頭症への移行」に注意して見ていきます。

視床出血では開頭血腫除去を行う根拠はありません。しかし、水頭症を併発しているときには脳室ドレナージを行うことを考慮します。

〈脳卒中ガイドライン2015［追補2017］[2] より〉

視床出血

急性期の治療としての血腫除去術は、科学的根拠がないので勧められない（グレードC2）。血腫の脳室内穿破を伴う場合、脳室拡大の強いものには脳室ドレナージ術を考慮してもよい（グレードC1）。

❶ 脳室穿破の有無

まずは脳室穿破の有無を確認します。脳室穿破は血液が脳室内に漏れ出てしまっている状態をいいます。血液が脳室内に漏れると何が悪いのでしょうか？　それは、髄液の通り道を血液によって閉塞させることです。

そこでいくつかのポイントがありました。1つはモンロー孔（③）です。その1（→p.34）でも学びましたね。

〈Yの字が見えたら大脳基底核と視床〉

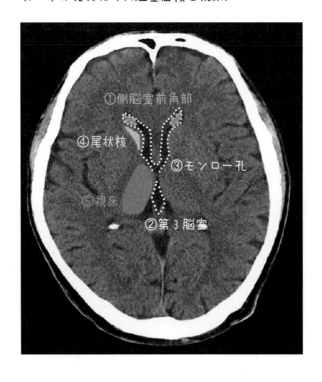

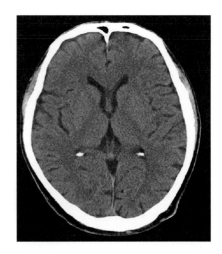

② 中脳水道の確認

　もう１つ確認すべきポイントは中脳水道です（②）。ここは髄液の通り道の中でもとても狭い空間です。中脳水道が閉塞していたら、水頭症へと移行するリスクがあります。

〈ネズミが見えたら中脳〉

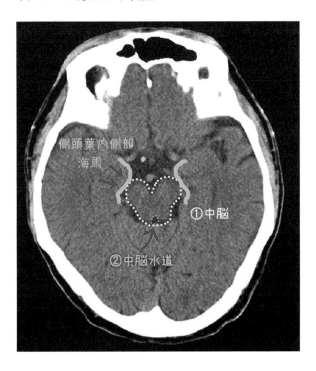
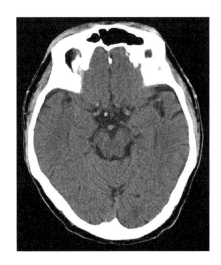

　次ページの図で、中脳水道（①）を見てください。**本来黒く見えるところが白くなっているのは、血液によって満たされているからです。**

　また、側脳室下角部分（②、ニコニコサイン）が開いているのが確認できます。**ニコニコサインが見えると、水頭症のサイン**なので（→p.29）、ここも注目していかなければなりません。

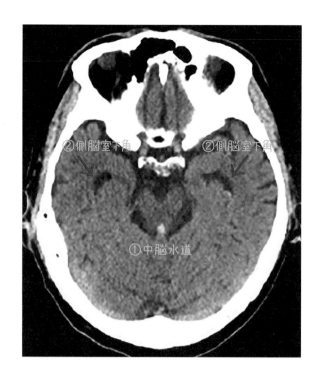

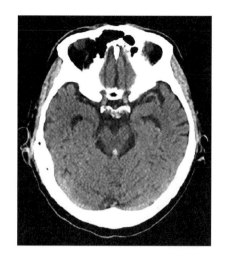

❸ モンロー孔の確認

モンロー孔の拡大図を
見ると、血液（白く見える
部分）によって閉塞してい
るのがわかります。

〈拡大図〉

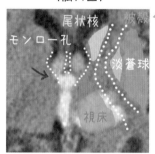

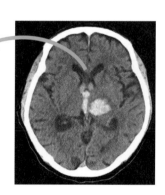

ここまでの情報から考えられること

❶ 視床出血で脳室穿破が見られる

❷ 視床出血は開頭血腫除去の適応はない

❸ 水頭症であれば脳室ドレナージが適応される

❹ 髄液の通り道が血液により満たされている

❺ 水頭症への移行リスクが存在している

視床出血で脳室穿破をしているときは、水頭症が問題です。脳室穿破の範囲を画像
で確認しておきましょう。また、水頭症になれば手術が適応となります。手術が行わ
れることを念頭に準備しておくと、余裕をもって行動できます。

なぜ視床出血は手術の対象にならないの？

　開頭血腫除去術は、手術する部位の頭蓋骨を開けて、直接血液を除去する方法です。しかし、視床出血はこれを行う根拠はありません。

　一方、被殻出血の場合は開頭血腫除去術が考慮されます。それは、脳の構造上、被殻は外側に位置しているため、外部からのアプローチがしやすいからです。

　次の図は「Yの字」のMRIを立体的に加工したものです。

〈被殻出血の開頭血腫除去術〉

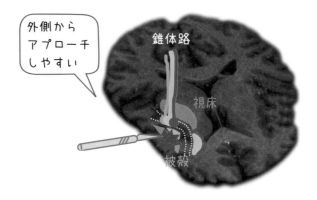

　視床出血の場合を考えてみましょう。外側からアプローチすると、視床に到達するには、錐体路を傷つけてしまいます。つまり、永遠に麻痺が残る可能性があります。

　これが、視床出血では開頭血腫除去術を行う根拠はないとされている理由です。

〈もし視床出血で開頭血腫除去術を行ったら…〉

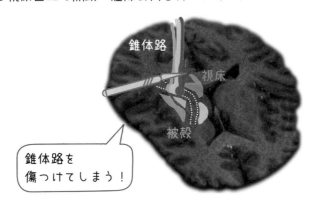

経過は？

入院時のCTと、入院後3時間後のフォローCTの画像を見てみましょう。

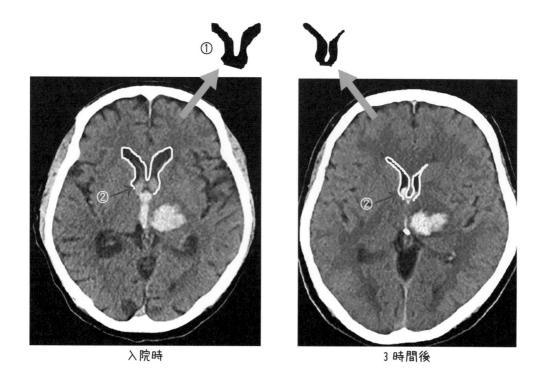

入院時　　　　　　　　　　　　　　3時間後

　①は側脳室（前角部）に色を塗って大きさを比較したものです。3時間後のCT画像のほうが明らかに小さくなっているのがわかります。

　②のモンロー孔部分の血液も少なくなっています。

\\\\ なぜ3時間後にフォローCTを撮るの？ ////

　脳出血患者の離床基準[3]では、「発症後24時間以内に血腫の増大・水頭症の発現がなければ離床開始」とされています。通常は24時間後（翌日）にフォローのCTを撮像し、問題ないことを確認します。しかし、今回の症例のように、水頭症のリスクが非常に高いと考えられる場合は、発症後早期にフォローのCTを撮像します。

次に、中脳水道部分の画像を見てみましょう。

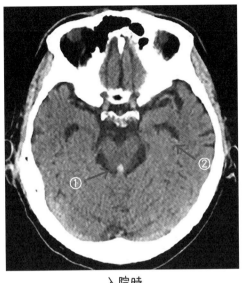
入院時

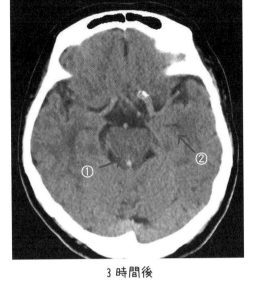
3時間後

①の中脳水道は、白く映し出されている部分（血液によって満たされている部分）、血液が3時間後のCTでは少なくなっているように見えます。色も若干薄くなっているように見えます。

②は側脳室下角部分ですが、3時間後には、明らかにニコニコ具合がなくなっています。

入院時は水頭症になりかけており予断の許さない状態であったのが、3時間後では改善されていると判断できます。つまり、脳室穿破によって一時的に閉塞しかかっていた髄液の通り道に流れが戻ったと考えられます。

ケース④ のまとめ

視床出血で脳室穿破をしている。

➡

髄液の通り道であるモンロー孔や中脳水道が血液で満たされている。

➡

視床出血は手術の適応にはならないが、水頭症の併発では脳室ドレーンの挿入が必要。

➡

意識や運動機能などの神経所見の変化に注意を払う。

➡

異常があれば、早期にフォローCT撮影の可能性がある。

INDEX

和文

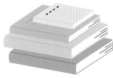

引用文献

1）Roeltgen DP, Sevush S, Heilman KM. Pure Gerstmann's syndrome from a focal lesion. *Arch Neurol* 1983; 40: 46-47.

2）日本脳卒中学会脳卒中治療ガイドライン2015［追補2017］委員会編：脳卒中治療ガイドライン2015［追補2017］．協和企画，東京，2019：155.
https://www.jsts.gr.jp/img/guideline2015_tuiho2017.pdf（2020.9.20.アクセス）

3）原寛美：脳血管急性障害性期のリハビリテーション．椿原彰夫編，内科医のためのリハビリテーション，診断と治療 2002；90（増刊号）：87-96.

参考文献

1）飯田祥，黒田智也，久松正樹，他著，曷川元編：離床への不安を自信に変える 脳卒中急性期における看護ケアとリハビリテーション完全ガイド．慧文社，東京，2015.

2）石合純夫著：高次脳機能障害学．医歯薬出版，東京，2012.

3）酒向正春監修，大村優慈著：コツさえわかればあなたも読める リハに役立つ脳画像．メジカルビュー社，東京，2016.

4）市川博雄著：症状・経過観察に役立つ 脳卒中の画像の見方．医学書院，東京，2014.

5）久志本茂樹編著：ケアに使える画像の見方．照林社，東京，2009.

6）波多野武人編著：まるごと図解 ケアにつながる脳の見かた．照林社，東京，2016.

7）曷川元監修：誰も教えてくれないコツがここにある！フィジカルアセスメント完全攻略BOOK．慧文社，東京，2014.

8）原寛美，吉尾雅春編：脳卒中理学療法の理論と技術．メジカルビュー社，東京，2014.

9）酒井保治郎監修，小宮桂治編：解剖・病態・画像と症状がつながる！よくわかる脳の障害とケア．南江堂，東京，2014.

10）青木淳哉：DWI-FLAIRミスマッチとは？ 脳と循環 2015；20（3）：66-69.

11）西山健一，藤井幸彦：水頭症の内視鏡手術に必要な解剖と知識．脳外誌 2013；22：349-356.

12）Saur D, Kucinski T, Grzyska U, et al. Sensitivity and interater agreement of CT and diffusion-weighted MR imaging in hyperacute stroke. *Am J Neuroraidol* 2003; 24: 878-885.

13）Mullins ME, Schaefer PW, Sorensen AG, et al. CT and conventional and diffusionweighted MR imaging in acute stroke: study in 691 patinets at presentation to the emergency department. *Radiology* 2002; 224: 353-360.

14）Jure R. Autism Pathogenesis: The Superior Colliculus. *Front Neurosci* 2019; 12: 1029.

15）久松正樹編著，山田拓也，川合茜著：脳卒中看護実践知ノート．日総研出版，東京，2020.

16）Thomalla G, Simonsen CZ, Boutitie F, et al. MRI-guided thrombolysis for stroke with unknown time of onset. *N Engl J Med* 2018; 379: 611-622.

17）馬見塚勝郎：脳神経解剖ナビゲーション大脳の機能分布（頭頂葉：縁上回と角回）．BRAIN NURSING 2017；33（11）：1044-1045.

18）河内十郎：Broca 野・Wernicke 野・弓状束の真実？．高次脳機能研究 2017；37（2）：201-204.

ナースが書いた
看護に活かせる脳画像ノート

2020年11月4日　第1版第1刷発行	著　者	久松　正樹
2024年6月10日　第1版第3刷発行	発行者	有賀　洋文
	発行所	株式会社　照林社
		〒112-0002
		東京都文京区小石川2丁目3-23
		電話　03-3815-4921（編集）
		03-5689-7377（営業）
		https://www.shorinsha.co.jp/
	印刷所	共同印刷株式会社

検印省略（定価はカバーに表示してあります）
ISBN978-4-7965-2499-5
©Masaki Hisamatsu/2020/Printed in Japan